"最强大脑"
速记中医内科学

主　审　李赛美
主　编　林勇凯　史俊恒
副主编　黄宇新　吴美燕　吴剑纯
编　委（以姓氏笔画为序）
　　　　方剑锋　冯嘉树　汤顺莉　李荣蓉　李舒婷　吴立群
　　　　邱晶晶　张文婧　张巧慧　郑丹如　郑淑珍　翁湘涛
　　　　黄　睿　谢　丹　谢平金　谢柳欣　詹雅薇　廖　柳
学术秘书　李荣蓉（兼）

SPM南方出版传媒
广东科技出版社 | 全国优秀出版社
·广 州·

图书在版编目（CIP）数据

"最强大脑"速记中医内科学／林勇凯，史俊恒主编．—广州：广东科技出版社，2017.8（2023.7重印）
"最强大脑"速记中医课程
ISBN 978-7-5359-6795-4

Ⅰ．①最… Ⅱ．①林… ②史… Ⅲ．①中医内科学—基本知识 Ⅳ．①R25

中国版本图书馆CIP数据核字（2017）第213420号

"最强大脑"速记中医内科学
"ZUIQIANG DANAO" SUJI ZHONGYI NEIKEXUE

出 版 人：朱文清

责任编辑：马霄行

封面设计：林少娟

责任校对：冯思婧　谭　曦

责任印制：彭海波

出版发行：广东科技出版社

　　　　　（广州市环市东路水荫路11号　邮政编码：510075）

销售热线：020-37607413

https://www.gdstp.com.cn

E-mail: gdkjbw@nfcb.com.cn

经　　销：广东新华发行集团股份有限公司

排　　版：广州市友间文化传播有限公司

印　　刷：佛山市浩文彩色印刷有限公司

　　　　　（佛山市南海区狮山科技工业园A区　邮政编码：528225）

规　　格：889mm×1 194mm　1/48　印张6.5　字数150千

版　　次：2017年8月第1版

　　　　　2023年7月第6次印刷

定　　价：18.00元

如发现因印装质量问题影响阅读，请与承印厂联系调换。

序

　　我刚考进广州中医药大学时,发现学习中医并不比高中学习轻松,需要积累和沉淀大量的中医基础知识,原本记忆一般的我开始探索更加适合自己的学习方法。机缘巧合,在一个关于记忆的讲座上,我和记忆法、思维导图结缘,这让我的学习效率迅速提高。记忆法和思维导图是一种让我事半功倍的学习工具:记忆法包括图像法和定位法,以图像记忆为主,让学习变得生动形象,同时以定位桩作为记忆线索,将要记忆的内容与熟悉的定位桩联结,根据记忆的线索即可把要记忆的内容及顺序回忆起来,从右脑的空间层面帮助记忆,尽可能地避免机械记忆中的易混淆情况,从而减少遗忘率;而思维导图则是将大量的知识进行归类,以便于理解,从左脑的逻辑层面帮助记忆。

　　虽然我刚开始学习记忆法的时候遇到了困难,甚至觉得还不如既往的死记硬背记得快,但我坚持科学的训练,逐渐把两种学习方法练得得心应手,在听课过程中即可把老师所讲内容记牢,提高了学习效率,我的学习成绩也开始名列班级前茅,最后成功保送硕博连读研究生。随着学习效率的提高,我便有更多时间来做更多有意义的事情,如挑战自己的大脑潜能,参加世界脑力锦标赛,虽然训练的过程难免有些孤单、枯燥,但最后还是坚持了下来并一举拿到"世界记忆大师"的称号。当我拥有了记忆力的特长，就有了很多的机会，如认识了不少中医师父，结交到更多志同道合的朋友，到后来结识了我的妻子（2015年也获得了"世界记忆大师"称号），上了江苏卫视的《最强大脑》节目，自主创业……再到后来在广州中医药大学校园年度人物颁奖典礼上认识了科技创新类的医学动漫获奖者——林勇凯，两人一拍即合，开始了"最强大脑"速记中医课程丛书的创作。

《"最强大脑"速记中医内科学》是《"最强大脑"速记中医课程》丛书中的一本，它面向各类中医考试的考生及中医爱好者、学习者，针对中医执业医师考试中分值最高的重点科目中医内科学，结合世界脑力锦标赛上最经典的图像法、定位法与被誉为"大脑瑞士军刀"的思维导图编排记忆图表和歌诀，以帮助莘莘学子轻松而高效地记忆中医内科学知识。

需要说明的是，本书所列方剂中各组成成分的用量仅供参考，临床上的实际情况不尽相同，读者应以医师处方为准。书中涉及少量野生动物药材，请读者参考现行有关法律法规，谨慎对待。

史俊恒

2017年6月6日于广州

目 录

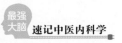

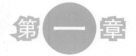

肺系病证

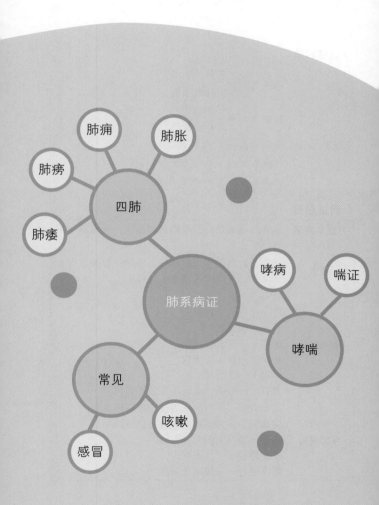

- 肺痈
- 肺胀
- 肺痨
- 肺痿
- 四肺
- 肺系病证
- 哮病
- 喘证
- 哮喘
- 常见
- 咳嗽
- 感冒

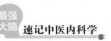

第一节 感冒

◎ **思维导图**

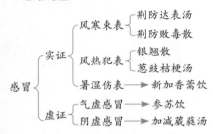

◎ **方证总览**

方证串联歌 诀记忆	风寒打败风热，乔聪杰暑假新家，气虚苏珊玉 竹养阴
联想	风寒感冒打败了风热感冒，乔聪杰放暑假在新 家休养，气虚的苏珊吃玉竹养阴
逐字拆解	打——荆防达表汤 败——荆防败毒散 乔——银翘散 聪杰——葱豉桔梗汤 新家——新加香薷饮 苏珊——参苏饮 玉竹——加减葳蕤汤（玉竹别名葳蕤）
方证对应	风寒束表——荆防达表汤或荆防败毒散 风热犯表——银翘散或葱豉桔梗汤 暑湿伤表——新加香薷饮 气虚感冒——参苏饮 阴虚感冒——加减葳蕤汤

◎ 辨证论治

证型		病机	治法	代表方剂	方歌
实证	风寒束表	风寒外束，卫阳被郁，腠理内闭，肺气不宣	辛温解表	荆防达表汤或荆防败毒散	荆防达表汤 荆防达表苏芷苓，姜葱神曲橘杏仁；辛温疏表宣肺卫，风寒感冒服之康。 荆防败毒散 荆防败毒二活梗，柴前枳壳配川芎；茯苓薄荷甘草使，风寒夹湿有奇功。 加减运用： 寒重麻桂湿羌独，羌活胜湿加减度；湿蕴便溏苍朴夏，头痛芎芷热薄胡。
	风热犯表	风热犯表，热郁肌腠，卫表失和，肺失清肃	辛凉解表	银翘散或葱豉桔梗汤	银翘散 银翘散治上焦疴，竹叶荆蒡豉薄荷；甘桔芦根凉解法，轻疏风热煮勿过。 葱豉桔梗汤 葱豉桔梗山栀翘，薄荷竹叶甘草饶；风温身热咳咽痛，疏风清肺证可消。 加减运用： 头胀桑菊身热石，痰阻杏贝热芩知；咽痛青蒲玄土牛，寒遏麻石燥润之。

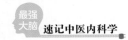

续表

证型		病机	治法	代表方剂	方歌
虚证	暑湿伤表	暑湿伤表，表卫不和，肺气不清	清暑祛湿解表	新加香薷饮	*新加香薷饮* 三物香薷豆朴先， 散寒化湿功效兼； 若益银翘豆易花， 新加香薷祛暑煎。 加减运用： 表湿肢酸藿卷兰， 里湿口黏夏蔻苍； 热盛芩连同蒿栀， 便赤滑石赤苓甘。
	气虚感冒	素体气虚，卫外不固，风邪乘袭	益气解表	参苏饮	*参苏饮* 参苏饮内用陈皮， 枳壳前胡半夏齐； 甘葛木香桔茯入， 气虚外感最相宜。 加减运用： 玉屏表虚风汗自， 寒重热轻阳虚气； 参芪桂附和炙甘， 再造散中防羌细。
	阴虚感冒	阴亏津少，外受风热，表卫失和	滋阴解表	加减葳蕤汤	*加减葳蕤汤* 加减葳蕤用白薇， 豆豉生葱桔梗随； 草枣薄荷共八味， 滋阴发汗此方魁。 加减运用： 唇甲色淡血虚象， 地黄当归养血强； 口渴咽干阴伤重， 沙参麦冬生津佳。

荆防达表汤（《时氏处方学》）

荆芥6克	防风6克	紫苏叶6克
白芷3克	茯苓9克	生姜2片
葱白6克	神曲9克	橘皮6克
杏仁6克		

荆防败毒散（《摄生众妙方》）

羌活4.5克	独活4.5克	柴胡4.5克
前胡4.5克	枳壳4.5克	茯苓4.5克
荆芥4.5克	防风4.5克	桔梗4.5克
川芎4.5克	甘草1.5克	薄荷4.5克

银翘散（《温病条辨》）

连翘30克	金银花30克	苦桔梗18克
薄荷18克	竹叶12克	生甘草15克
荆芥穗12克	淡豆豉15克	牛蒡子18克
芦根18克		

葱豉桔梗汤（《重订通俗伤寒论》）

葱白20克	淡豆豉12克	桔梗6克
栀子9克	连翘9克	薄荷9克
竹叶9克	甘草3克	

新加香薷饮（《温病条辨》）

香薷6克	金银花9克	鲜扁豆花9克
厚朴6克	连翘6克	

参苏饮（《太平惠民和剂局方》）

木香15克	紫苏叶23克	葛根23克
前胡23克	人参23克	半夏（姜汁制）23克
茯苓23克	枳壳15克	桔梗15克
炙甘草15克	陈皮15克	生姜7片
大枣1枚		

加减葳蕤汤（《重订通俗伤寒论》）

生葳蕤9克　　生葱白6克　　桔梗4.5克

东白薇3克　　淡豆豉12克　　苏薄荷4.5克

炙甘草1.5克　大枣2枚

第二节 咳 嗽

◎ **思维导图**

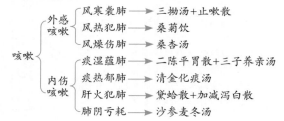

咳嗽
- 外感咳嗽
  - 风寒袭肺 —— 三拗汤+止嗽散
  - 风热犯肺 —— 桑菊饮
  - 风燥伤肺 —— 桑杏汤
- 内伤咳嗽
  - 痰湿蕴肺 —— 二陈平胃散+三子养亲汤
  - 痰热郁肺 —— 清金化痰汤
  - 肝火犯肺 —— 黛蛤散+加减泻白散
  - 肺阴亏耗 —— 沙参麦冬汤

◎ **方证总览**

方证串联歌诀记忆	风中三邪寒热燥，痰湿痰热肝火阴
联想	风寒——三个奥特曼顶着寒风去自首 风热——广东夏天天气热了，电视就常播桑菊饮的广告 风燥——孩子咳嗽老不好，就知道（造）伤心，也不想想办法 痰湿——陈平的三个儿子很贪食 痰热——清华大学教授卖热炭 肝火——带个谢白来帮忙干活 阴——深冬补阴
逐字拆解	三个奥特曼——三拗汤 自首——止嗽散 伤心——桑杏汤 陈平——二陈平胃散 三个儿子——三子养亲汤

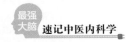

续表

逐字拆解	清华——清金化痰汤 带个——黛蛤散 谢白——加减泻白散 深冬——沙参麦冬汤
方证对应	外感咳嗽： 　风寒袭肺——三拗汤合止嗽散 　风热犯肺——桑菊饮 　风燥伤肺——桑杏汤 内伤咳嗽： 　痰湿蕴肺——二陈平胃散合三子养亲汤 　痰热郁肺——清金化痰汤 　肝火犯肺——黛蛤散合加减泻白散 　肺阴亏耗——沙参麦冬汤

◎ 辨证论治

证型		病机	治法	代表方药	方歌
外感咳嗽	风寒袭肺	风寒袭肺，肺气失宣	疏风散寒 宣肺止咳	三拗汤合止嗽散	三拗汤 三拗汤用麻杏草， 宣肺平喘效不低； 止嗽散内用桔梗， 紫菀荆芥百部陈； 白前甘草共为末， 姜汤调服止嗽频。 加减运用： 闭轻去麻加荆苏， 痰湿夹杂夏苓朴； 石膏桑芩寒郁热， 咳嗽迁延菀百部。

续表

证型		病机	治法	代表方药	方歌
	风热犯肺	风热犯肺，肺失清肃	疏风清热 宣肺止咳	桑菊饮	桑菊饮 桑菊饮中桔杏翘，芦根甘草薄荷饶；清疏肺卫轻宣剂，风温咳嗽服之消。 加减运用： 咽痛射干山豆根，伤津花粉南沙参；身热口渴芩知母，夹暑六一鲜荷神。
	风燥伤肺	风燥伤肺，肺失清润	疏风清肺 润燥止咳	桑杏汤	桑杏汤 桑杏汤中象贝宜，沙参栀豉与梨皮；身热咽干咳痰少，辛凉甘润燥能医。 加减运用： 津伤干咳麦沙参，痰血肺损白茅根；热重不寒膏栀母，别有杏苏凉燥成。
内伤咳嗽	痰湿蕴肺	脾湿生痰，上渍于肺，壅遏肺气	燥湿化痰 理气止咳	二陈平胃散合三子养亲汤	二陈平胃散 二陈平胃半夏陈，益以茯苓甘草臣；苍术厚朴行气滞，宽中消积止痰咳。 三子养亲汤 三子养亲祛痰方，芥苏莱菔共煎汤；大便干实加熟蜜，冬寒更可加生姜。

续表

证型	病机	治法	代表方药	方歌
				加减运用： 痰多白苏莱菔子， 寒重干姜辛芥子； 脾虚神疲参术灸， 杏苏二陈平稳资。
痰热郁肺	痰热壅肺，肺失肃降	清热肃肺　豁痰止咳	清金化痰汤	*清金化痰汤* 清金化痰黄芩栀， 知母白皮瓜蒌实； 贝母麦橘茯桔草， 气顺火消痰自失。 *加减运用：* 鱼浙冬薏痰腥脓， 葶苈硝黄腑泻通； 痰热伤津舌红干， 沙参冬粉养阴同。
肝火犯肺	肝郁化火，上逆侮肺	清肺泄肝　顺气降火	黛蛤散合加减泻白散	*黛蛤散* 青黛、蛤壳 *加减泻白散* 加减泻白桑骨皮， 桔梗甘草知母齐； 麦冬黄芩五味子， 清泻肺热咳喘医。 *加减运用：* 肺郁气逆蒌桔枳， 痰黏海浮贝母知； 胸痛郁金丝瓜络， 津伤沙麦粉诃子。
肺阴亏耗	肺阴亏虚，虚热内灼，肺失润降	滋阴润肺	沙参麦冬汤	*沙参麦冬汤* 沙参麦冬扁豆桑， 玉竹花粉甘草襄； 肺胃阴虚燥象见， 胃嘈干咳最堪当。

续表

证型	病机	治法	代表方药	方歌
		化痰止咳		加减运用: 五味诃子肺不敛, 阴虚青蒿银柴连; 灼津海蛤知母芩, 痰血伤络丹栀节。

三拗汤(《太平惠民和剂局方》)

甘草6克　　　　麻黄6克　　　　杏仁6克

止嗽散(《医学心悟》)

桔梗12克　　　　荆芥12克　　　　紫菀12克

百部12克　　　　白前12克　　　　甘草4克

陈皮6克

桑菊饮(《温病条辨》)

桑叶7.5克　　　　菊花3克　　　　杏仁6克

连翘5克　　　　薄荷2.5克　　　　苦桔梗6克

生甘草2.5克　　　　芦根6克

桑杏汤(《温病条辨》)

桑叶3克　　　　杏仁4.5克　　　　沙参6克

象贝母3克　　　　淡豆豉3克　　　　栀子皮3克

梨皮3克

二陈平胃散(《症因脉治》)

半夏9克　　　　茯苓15克　　　　陈皮12克

甘草6克　　　　熟苍术15克　　　　厚朴12克

三子养亲汤(《皆效方》)

白芥子9克　　　　苏子9克　　　　莱菔子9克

清金化痰汤(《医学统旨》)

黄芩12克　　　　栀子12克　　　　知母15克

桑白皮15克　　瓜蒌仁15克　　贝母9克

麦冬9克　　　　橘红9克　　　　茯苓9克

桔梗9克　　　　甘草3克

黛蛤散（《中国药典》）

青黛30克　　　　蛤壳300克

加减泻白散（《卫生宝鉴》）

桑白皮9克　　　桔梗6克　　　　地骨皮4.5克

炙甘草4.5克　　知母2.1克　　　麦冬1.5克

黄芩1.5克　　　五味子20个

沙参麦冬汤（《温病条辨》）

沙参9克　　　　玉竹6克　　　　甘草3克

冬桑叶4.5克　　麦冬9克　　　　生扁豆4.5克

天花粉4.5克

第三节　哮病

◎ **思维导图**

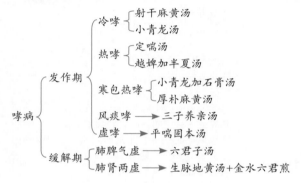

◎ **方证总览**

方证串联歌诀记忆	小冰冷笑着吃热销的汉堡，徐晓患风瘫累及肺脾肾
联想	冷笑——冷哮——（用弓箭）射小青龙 热销——热哮——丁川约陛下见面，报告汉堡很热销 汉堡——寒包——小青的诗稿和汉堡都被后妈扔掉了 徐晓——虚哮——徐晓的身材真是一马平川 风瘫——风痰——徐晓得了风瘫需要三个儿子来照顾 肺脾——六君废掉曹丕的君位 肺肾——用金水煎生脉和地黄，很费神

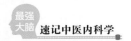

续表

逐字拆解	射——射干麻黄汤 小青龙——小青龙汤 丁川——定喘汤 约陛下——越婢加半夏汤 小青的诗稿——小青龙加石膏汤 后妈——厚朴麻黄汤 一马平川——平喘固本汤 三个儿子——三子养亲汤 六君——六君子汤 金水煎——金水六君煎 生脉和地黄——生脉地黄汤
方证对应	发作期： 　冷哮证——射干麻黄汤或小青龙汤 　热哮证——定喘汤或越婢加半夏汤 　寒包热哮证——小青龙加石膏汤或厚朴麻 　　　　　　　黄汤 　风痰哮证——三子养亲汤 　虚哮证——平喘固本汤 缓解期： 　肺脾气虚——六君子汤 　肺肾两虚——生脉地黄汤合金水六君煎

◎ 辨证论治

证型		病机	治法	代表方药	方歌
发作期	冷哮证	寒痰伏肺，遇感触发，痰升气阻，肺失宣畅	宣肺散寒　化痰平喘	射干麻黄汤或小青龙汤	*射干麻黄汤* 喉中咳逆水鸡声， 三两辛干款菀行； 夏味半升枣七粒， 姜麻四两破坚城。

续表

证型	病机	治法	代表方药	方歌
				小青龙汤 小青龙汤最有功， 风寒束表饮停胸； 辛夏甘草和五味， 姜桂麻黄芍药同。 加减运用： 表寒身疼桂姜增， 咳逆上气白芍敛； 痰涌难卧苏子葶， 酌加化痰杏白前。
热哮证	痰热蕴肺，壅遏气道，肺失清肃	清热宣肺　化痰定喘	定喘汤或越婢加半夏汤	定喘汤 定喘白果与麻黄， 款冬半夏白皮桑； 苏子黄芩甘草杏， 宣肺平喘效力彰。 越婢加半夏汤 风水多夸气亦多， 水风相搏浪滔滔； 全凭越婢平风水， 加夏半升奠巨波。 加减运用： 热盛鱼蛤气壅苈， 便秘硝黄萎枳实； 伤阴知母沙参粉， 寒束热郁配膏石。
寒包热哮证	痰热壅肺，复感风寒，客寒包火，肺失宣降	解表散寒　清化痰热	小青龙加石膏汤或厚朴麻黄汤	小青龙加石膏汤 小龙分量照原方， 二两膏加仔细详； 水饮得温方可散， 欲除烦躁借辛凉。

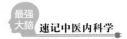

续表

证型	病机	治法	代表方药	方歌
				厚朴麻黄汤 杏仁夏味半升量， 升麦四麻五朴良； 二两姜辛膏蛋大， 脉浮咳喘此方当。 加减运用： 桂枝细辛表重寒， 射干葶苈水鸣哮； 痰吐稠黄胶黏热， 蒌皮前胡黄芩安。
风痰哮证	痰浊伏肺，风邪引触，肺气郁闭，升降失司	祛风涤痰 降气平喘	三子养亲汤	三子养亲汤 三子养亲祛痰方， 芥苏莱菔共煎汤； 大便实硬加熟蜜， 冬寒更可加生姜。 加减运用： 感风而发苏叶防， 地龙苍耳草衣蝉； 痰壅葶苈猪牙皂， 祛痰或用控涎丹。
虚哮证	哮病久发，痰气瘀阻，肺肾两虚，摄纳失常	补肺纳肾 降气化痰	平喘固本汤	平喘固本汤 平喘五味党参齐， 冬虫夏草酌坎炁； 款冬半夏合橘红， 胡桃沉香苏磁石。 加减运用： 肾阳虚附鹿补钟， 阴虚地归沙麦冬； 紫石英磁气喘动， 桃仁苏木痰气通。

续表

证型		病机	治法	代表方药	方歌
缓解期	肺脾气虚	哮病日久，肺虚不能主气，脾虚健运无权，气不化津，痰饮蕴肺，肺气上逆	健脾益气，补土生金	六君子汤	六君子汤 四君子汤中和义，参术茯苓甘草比；益以夏陈名六君，祛痰补益气虚饵；除却半夏名异功，或加香砂气滞使。 加减运用： 怕冷畏风感冒易，附片白芍同桂枝；痰多前胡与杏仁，表虚自汗麦枣芪。
	肺肾两虚	哮病久发，精气亏乏，肺肾摄纳失常，气不归原，津凝为痰	补肺益肾	生脉地黄汤合金水六君煎	生脉地黄汤 六味地黄丸+生脉散 金水六君煎 金水六君二陈需，熟地归炙甘茯苓；年迈体弱复感寒，寒水泛痰肺肾虚。 加减运用： 补仙桂附肾阳虚，生地虫草肾阴虚；肺气虚弱芪沙合，河车另用肾精复。

射干麻黄汤（《金匮要略》）

射干9克	麻黄12克	生姜12克
细辛9克	紫菀9克	款冬花9克
大枣7枚	半夏9克	五味子3克

小青龙汤（《伤寒论》）

麻黄9克	芍药9克	细辛3克
干姜6克	甘草6克	桂枝9克
五味子6克	半夏9克	

定喘汤（《寿世保元》）

白果21枚	麻黄9克	款冬花9克
桑白皮9克	苏子6克	法半夏9克
杏仁4.5克	黄芩4.5克	甘草3克

越婢加半夏汤（《金匮要略》）

| 麻黄12克 | 石膏25克 | 生姜9克 |
| 大枣15枚 | 甘草6克 | 半夏9克 |

小青龙加石膏汤（《金匮要略》）

麻黄9克	芍药9克	桂枝6克
细辛3克	甘草6克	干姜6克
五味子6克	半夏9克	石膏28克

厚朴麻黄汤（《金匮要略》）

厚朴9克	麻黄12克	石膏9克
杏仁10克	半夏10克	干姜6克
细辛6克	小麦30克	五味子6克

三子养亲汤（《皆效方》）

| 白芥子9克 | 苏子9克 | 莱菔子9克 |

平喘固本汤（《中医内科学》引南京中医学院附属医院验方）

党参15克	五味子6克	冬虫夏草6克
胡桃肉12克	灵磁石18克	沉香15克
坎炁15克	紫苏子15克	款冬花12克
法半夏12克	橘红6克	

六君子汤（《医学正传》）

人参9克	白术9克	茯苓9克
炙甘草6克	陈皮3克	半夏4.5克

生脉地黄汤（《金匮要略》）

熟地黄15克	山茱萸12克	山药12克
牡丹皮10克	泽泻10克	茯苓10克
红参10克	麦冬15克	五味子10克

金水六君煎（《景岳全书》）

当归6克	熟地黄9~15克	陈皮4.5克
半夏6克	茯苓6克	炙甘草3克

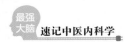

第四节 喘 证

◎ **思维导图**

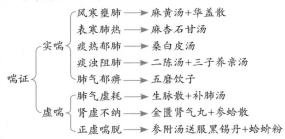

喘证
- 实喘
  - 风寒壅肺 ——▶ 麻黄汤+华盖散
  - 表寒肺热 ——▶ 麻杏石甘汤
  - 痰热郁肺 ——▶ 桑白皮汤
  - 痰浊阻肺 ——▶ 二陈汤+三子养亲汤
  - 肺气郁痹 ——▶ 五磨饮子
- 虚喘
  - 肺气虚耗 ——▶ 生脉散+补肺汤
  - 肾虚不纳 ——▶ 金匮肾气丸+参蛤散
  - 正虚喘脱 ——▶ 参附汤送服黑锡丹+蛤蚧粉

◎ **方证总览**

方证串联 歌诀记忆	喘证风寒表肺热，齐旭奇遇毯热浊，肾不纳， 更喘脱
联想	风寒——蚂蟥在风寒中钙化
	表肺热——表寒肺热——马性感
	齐旭——（肺）气虚——齐旭买生脉散（价钱 不菲）
	奇遇——（肺）气郁——一本小说《五魔奇遇记》
	毯热——痰热——地毯很热，要用桑白皮汤来 清热
	毯浊——痰浊——陈二的三个儿子清理地毯的 污浊
	肾不纳——金身的沈哥肾不纳
	喘脱——各界神父吃黑锡丹保健
逐字拆解	蚂蟥——麻黄汤 钙化——华盖散

续表

逐字拆解	马性感——麻杏石甘汤 不菲——补肺汤 五魔——五磨饮子 陈二——二陈汤 三个儿子——三子养亲汤 金身——金匮肾气丸 沈哥——参蛤散 各界——蛤蚧粉 神父——参附汤
方证对应	实喘： 　　风寒壅肺——麻黄汤合华盖散 　　表寒肺热——麻杏石甘汤 　　痰热郁肺——桑白皮汤 　　痰浊阻肺——二陈汤合三子养亲汤 　　肺气郁痹——五磨饮子 虚喘： 　　肺气虚耗——生脉散合补肺汤 　　肾虚不纳——金匮肾气丸合参蛤散 　　正虚喘脱——参附汤送服黑锡丹，配蛤蚧粉

◎ 辨证论治

证型		病机	治法	代表方药	方歌
实喘	风寒壅肺	风寒上受，内舍于肺，邪实气壅，肺气不宣	宣肺散寒	麻黄汤合华盖散	*麻黄汤* 麻黄汤中用桂枝，杏仁甘草四般施；发热恶寒头项痛，喘而无汗服之宜。 *华盖散* 华盖麻杏紫苏子，茯苓陈草桑白皮；风寒束肺痰不爽，急宜煎服莫迟疑。

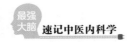
续表

证型	病机	治法	代表方药	方歌
				加减运用： 寒痰白稀姜生姜细， 无汗身疼配桂枝； 寒饮伏肺小青龙， 射前朴菀胸满依。
表寒肺热	寒邪束表，热郁于肺，肺气上逆	解表清里 化痰平喘	麻杏石甘汤	麻杏石甘汤 伤寒麻杏石甘汤， 汗出而喘法度良； 辛凉宣泄能清肺， 定喘除热效力彰。 加减运用： 表寒若重桂枝行， 痰鸣息涌射干葶； 痰热黏稠黄量多， 再加贝母瓜蒌汤。
痰热郁肺	邪热蕴肺，蒸液成痰，痰热壅滞，肺失清肃	清热化痰 宣肺平喘	桑白皮汤	桑白皮汤 桑白皮汤痰热了， 芩连山栀将火扫； 苏子杏仁降肺逆， 贝母半夏用之巧。 加减运用： 身热清气用石膏， 硝黄蒌仁便秘好； 喘甚痰多冬仁薏， 海蛤葶苈鱼腥草。
痰浊阻肺	中阳不运，积湿生痰，痰浊壅肺，肺失肃降	祛痰降逆	二陈汤合三子养亲汤	二陈汤 二陈汤用半夏陈， 益以茯苓甘草臣； 利气和中燥湿痰， 煎加生姜与乌梅。

续表

证型		病机	治法	代表方药	方歌
			宣肺平喘		三子养亲汤 三子养亲祛痰方， 芥苏莱菔共煎汤； 大便实硬加熟蜜， 冬寒更可加生姜。 加减运用： 痰湿苔厚朴苍术， 脾虚便溏参白术； 寒化稀白干姜辛， 痰浊郁化热主之。
	肺气郁痹	肝气郁结，气逆犯肺，肺失宣降	开郁降气平喘	五磨饮子	五磨饮子 四磨饮子七情侵， 人参乌药及槟沉； 去参加入木香枳， 五磨饮子白酒斟； 六磨汤内加大黄， 气滞便秘亦能医。 加减运用： 郁滞较著柴胡金， 疏肝理气用青皮； 心悸失眠合欢百， 枣仁远志安神心。
虚喘	肺气虚耗	肺气亏虚，气失所主，或肺阴亦虚，虚火上炎，肺失清肃	补肺益气养阴	生脉散合补肺汤	生脉散 生脉麦味与人参， 保肺清心治暑淫； 气少汗多兼口渴， 病危脉绝急煎斟。

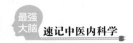

续表

证型	病机	治法	代表方药	方歌
				补肺汤 补肺参芪与熟地, 五味紫菀桑白皮; 补肺益气且养阴, 肺虚喘证病可愈。 加减运用: 痰稠百部桑贝母, 饮稀款菀苏钟乳; 阴虚百诃沙麦玉, 肾虚胡桃脐山萸。
肾虚不纳	肺病及肾,肺肾俱虚,气失摄纳	补肾纳气	金匮肾气丸合参蛤散	金匮肾气丸 温经暖肾整胞宫, 丹泽苓三地八融; 四两萸薯桂附一, 端教系正肾元充。 参蛤散 人参、蛤蚧 加减运用: 肾虚可见脐下动, 紫磁潜纳气上冲; 阴虚都气合生脉, 地味诃板天麦冬。
正虚喘脱	肺气欲绝,心肾阳衰	扶阳固脱 镇摄肾气	参附汤送服黑锡丹,配蛤蚧粉	参附汤 人参、附子、青黛 黑锡丹 镇阳扶阳黑锡丹, 硫黄入锡结成团; 胡芦故纸茴沉木, 桂附金铃肉蔻丸。 蛤蚧粉 蛤蚧研磨成粉末

续表

证型	病机	治法	代表方药	方歌
				加减运用： 阳虚气弱干姜附， 阴虚洋参麦玉竹； 神昧不清丹志蒲， 浮肿蟾皮万年荠。

麻黄汤（《伤寒论》）

麻黄9克	桂枝6克	杏仁12克

炙甘草3克

华盖散（《圣济总录》）

麻黄12克	紫苏子12克	杏仁12克
陈皮12克	桑白皮12克	赤茯苓12克

甘草6克

麻杏石甘汤（《伤寒论》）

麻黄9克	杏仁9克	炙甘草6克

石膏18克

桑白皮汤（《古今医统》）

桑白皮2.4克	半夏2.4克	紫苏子2.4克
杏仁2.4克	贝母2.4克	山栀子2.4克
黄芩2.4克	黄连2.4克	

二陈汤（《太平惠民和剂局方》）

半夏15克	橘红15克	白茯苓9克
炙甘草5克	生姜7片	乌梅1枚

三子养亲汤（《皆效方》）

白芥子9克	苏子9克	莱菔子9克

五磨饮子（《医方考》）

| 木香6克 | 沉香6克 | 槟榔6克 |
| 枳实6克 | 台乌药6克 | |

生脉散（《医学启源》）

| 人参9克 | 麦冬9克 | 五味子6克 |

补肺汤（《永类钤方》）

| 人参9克 | 黄芪24克 | 熟地黄24克 |
| 五味子6克 | 紫菀9克 | 桑白皮9克 |

金匮肾气丸（《金匮要略》）

干地黄24克	山药12克	山茱萸12克
泽泻9克	茯苓9克	牡丹皮9克
桂枝3克	附子3克	

参蛤散（《圣济总录》）

| 蛤蚧1对 | 人参9克 | |

参附汤（《圣济总录》）

| 人参15克 | 附子15克 | 青黛15克 |

黑锡丹（《太平惠民和剂局方》）

胡芦巴30克	补骨脂30克	茴香30克
沉香30克	木条30克	肉桂15克
附子30克	川楝子30克	肉豆蔻30克
硫黄60克	阳起石30克	黑锡60克

第五节 肺 胀

◎ 思维导图

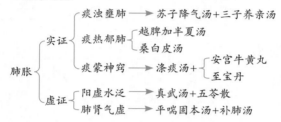

肺胀
- 实证
  - 痰浊壅肺 —— 苏子降气汤+三子养亲汤
  - 痰热郁肺
    - 越脾加半夏汤
    - 桑白皮汤
  - 痰蒙神窍 —— 涤痰汤+
    - 安宫牛黄丸
    - 至宝丹
- 虚证
  - 阳虚水泛 —— 真武汤+五苓散
  - 肺肾气虚 —— 平喘固本汤+补肺汤

◎ 方证总览

方证串联歌诀记忆	玄武林费神，坛主热身
联想	玄武林——水泛（玄武林中洪水滔天） 费神——肺肾——这片土地虽然一马平川，但是不肥沃，很费神 坛主——痰浊——苏三是坛主 坛热——痰热——月半三百 坛身——痰蒙神窍
逐字拆解	玄武林——真武汤合五苓散 平川——平喘固本汤 不肥——补肺汤 苏——苏子降气汤 三——三子养亲汤 月半——越婢加半夏汤 三百——桑白皮汤

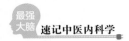

续表

方证对应	实证： 痰浊壅肺——苏子降气汤合三子养亲汤 痰热郁肺——越婢加半夏汤或桑白皮汤 痰蒙神窍——涤痰汤合安宫牛黄丸或至宝丹 虚证： 阳虚水泛——真武汤合五苓散 肺肾气虚——平喘固本汤合补肺汤

◎ **辨证论治**

证型		病机	治法	代表方药	方歌
实证	痰浊壅肺	肺虚脾弱，痰浊内蕴，肺失宣降	化痰降气　健脾益肺	苏子降气汤合三子养亲汤	苏子降气汤 苏子降气祛痰方，半朴前苏甘枣姜；肉桂纳气归调血，上实下虚痰喘康。 三子养亲汤 三子养亲祛痰方，芥苏莱菔共煎汤；大便实硬加熟蜜，冬寒更可加生姜。 加减运用： 防风参芪气虚汗，莱菔葶苈卧多痰；小龙麻桂干姜辛，风寒外诱痰化寒；郁热石膏龙小青，桃红水蛭瘀涤痰。
	痰热郁肺	痰热壅肺，清肃失司，肺气上逆	清肺化痰	越婢加半夏汤或桑白皮汤	越婢加半夏汤 风水多兮气亦多，水风相搏浪滔滔；全凭越婢平风水，加夏半升奠巨波。

续表

证型	病机	治法	代表方药	方歌
		降逆平喘		*桑白皮汤* 桑白皮汤半夏苏， 杏仁贝母芩连栀； 清泄痰热病根除， 痰热郁肺喘可治。 加减运用： 痰鸣难卧射干苈， 硝黄胸满喘便秘； 痰黏难咯蒌荞腥， 口干津伤粉芦知。
痰蒙神窍	痰蒙神窍，引动肝风	涤痰 开窍 息风	涤痰汤合安宫牛黄丸或至宝丹	*涤痰汤* 涤痰汤有夏橘草， 参茯竹茹枳姜好； 胆星菖蒲齐配入， 主治风痰迷心窍。 加减运用： 痰热竹沥葶竺黄， 肝风钩藤蝎羚羊； 桃红丹参血瘀显， 牛角丹地肤血安。
虚证	阳虚水泛	心肾阳虚，水饮内停	温肾健脾	真武汤合五苓散

真武汤
真武汤壮肾中阳，
茯苓术芍附生姜；
少阴腹痛有水气，
悸眩瞤惕保安康。
五苓散
五苓散治太阳府，
泽泻白术与二苓；
温阳化气添桂枝，
利便解表治水停。

续表

证型	病机	治法	代表方药	方歌
		化饮利水		加减运用： 水肿势剧黑白沉，椒目葶苈万青根；血瘀紫绀泽兰红，益母五加皮丹参。
肺肾气虚	肺肾两虚，气失摄纳	补肺纳肾 降气平喘	平喘固本汤合补肺汤	平喘固本汤 平喘五味党参齐，冬虫夏草酌坎炁；款冬半夏合橘红，胡桃沉香苏磁石。 补肺汤 补肺参芪与熟地，五味紫菀桑白皮；补肺益气且养阴，肺虚喘证病可愈。

苏子降气汤（《太平惠民和剂局方》）

紫苏子9克	半夏9克	川当归6克
甘草6克	前胡6克	厚朴6克
肉桂3克	生姜3克	大枣1枚

三子养亲汤（《皆效方》）

白芥子9克	紫苏子9克	莱菔子9克

越婢加半夏汤（《金匮要略》）

麻黄12克	石膏25克	生姜9克
大枣15枚	甘草6克	半夏9克

桑白皮汤（《古今医统》）

桑白皮2.4克	半夏2.4克	紫苏子2.4克
杏仁2.4克	贝母2.4克	山栀子2.4克

黄芩2.4克　　　黄连2.4克

涤痰汤（《奇效良方》）

胆南星7.5克　　半夏7.5克　　　枳实6克

茯苓6克　　　　橘红4.5克　　　石菖蒲3克

人参3克　　　　竹茹2.1克　　　甘草1.5克

生姜5片

真武汤（《伤寒论》）

茯苓9克　　　　芍药9克　　　　白术6克

生姜9克　　　　附子9克

五苓散（《伤寒论》）

猪苓9克　　　　泽泻15克　　　　白术9克

茯苓9克　　　　桂枝6克

平喘固本汤（《中医内科学》引南京中医学院附属医院验方）

党参15克　　　五味子6克　　　冬虫夏草6克

胡桃肉12克　　灵磁石18克　　　沉香15克

坎炁15克　　　紫苏子15克　　　款冬花12克

法半夏12克　　橘红6克

补肺汤（《永类钤方》）

人参9克　　　　黄芪24克　　　　熟地黄24克

五味子6克　　　紫菀9克　　　　桑白皮9克

第六节　肺　痈

◎ 思维导图

肺痈 ┬ 初　　期 ──▶ 银翘散
　　　├ 成痈期 ──▶ 千金苇茎汤+如金解毒散
　　　├ 溃脓期 ──▶ 加味桔梗汤
　　　└ 恢复期 ┬ 沙参清肺汤
　　　　　　　　└ 桔梗杏仁煎

◎ 方证总览

方证串联 歌诀记忆	肺痈分四期，银翘用千斤苇茎解毒，家伟用桔梗与沙僧清妃换杏仁
逐字拆解	银翘——银翘散 千斤苇茎——千金苇茎汤 解毒——如金解毒散 家伟用桔梗——加味桔梗汤 沙僧清妃——沙参清肺汤 杏仁——桔梗杏仁煎
方证对应	初期——银翘散 成痈期——千金苇茎汤合如金解毒散 溃脓期——加味桔梗汤 恢复期——沙参清肺汤或桔梗杏仁煎

◎ **辨证论治**

分期	病机	治法	代表方药	方歌
初期	风热外袭，卫表不和，邪热壅肺，肺失清肃	疏风散热　清肺化痰	银翘散	银翘散 银翘散治上焦疴，竹叶荆蒡豉薄荷；甘桔芦根凉解法，轻疏风热煮勿过。 加减运用： 表重香豉增薄荷，杏桑冬瓜治甚咳；热甚黄芩鱼腥草，胸痛郁金共桃核。
成痈期	热毒蕴肺，蒸液成痰，热壅血瘀，蕴酿成痈	清肺解毒　化瘀消痈	千金苇茎汤合如金解毒散	千金苇茎汤 胸中甲错肺痈成，烦满咳痰数实呈；苇瓣半升桃五十，方中先煮二升茎。 如金解毒散 如金解毒景岳创，黄芩黄连黄柏藏；山栀桔梗甘草和，解毒清肺消痈方。 加减运用： 痰热桑皮蒌射干，浊阻喘满葶大黄；胸痛络瘀乳没赤，热毒咯脓犀黄丸。
溃脓期	热壅血瘀，血败肉腐，痈肿内溃，脓液外泄	排脓解毒	加味桔梗汤	加味桔梗汤 加味桔梗重桔梗，苡仁贝母及橘红；银花甘草葶苈子，清肺化痰排脓壅。

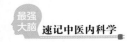

续表

分期	病机	治法	代表方药	方歌
				加减运用： 络伤血溢藕丹栀， 粉服三七与白及； 痰热烦渴粉知石， 气虚不托生黄芪。
恢复期	邪毒渐去，肺体损伤，阴伤气耗，或为邪恋正虚	清养补肺	沙参清肺汤或桔梗杏仁煎	沙参清肺汤 沙参清肺用沙参， 白及黄芪太子参； 合欢甘草冬瓜子， 化痰养阴桔苡仁。 桔梗杏仁煎 桔梗杏仁用甘草， 银翘红藤与枳壳； 贝母夏枯加百合， 恢复麦冬和阿胶。 加减运用： 阴虚功劳青白骨， 脾虚白术山药茯； 正虚鱼败金荞麦， 络伤及蓟合胶补。

银翘散（《温病条辨》）

连翘30克　　　　金银花30克　　　苦桔梗18克

薄荷18克　　　　竹叶12克　　　　生甘草15克

荆芥穗12克　　　淡豆豉15克　　　牛蒡子18克

芦根18克

千金苇茎汤（《备急千金要方》）

芦根60克　　　　薏苡仁30克　　　桃仁9克

冬瓜仁24克

如金解毒散（《痈疽神秘验方》）

| 桔梗6克 | 甘草9克 | 黄连4克 |
| 黄芩4克 | 黄柏4克 | 栀子4克 |

加味桔梗汤（《医学心悟》）

桔梗10克	白及10克	橘红10克
甜葶苈子30克	甘草节10克	贝母10克
薏苡仁30克	金银花10克	

沙参清肺汤（《家庭治病新书》）

黄芪10克	太子参10克	北沙参10克
甘草5克	桔梗10克	薏苡仁15克
冬瓜仁30克	白及10克	合欢皮10克

桔梗杏仁煎（《景岳全书》）

桔梗3克	杏仁3克	甘草3克
阿胶6克	金银花6克	麦冬6克
百合6克	夏枯草6克	连翘6克
贝母9克	枳壳4.5克	红藤9克

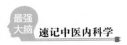
第七节 肺 痨

◎ **思维导图**

```
         ┌ 肺阴亏损 ──→ 月华丸
         │ 虚火灼肺 ──→ 百合固金汤+秦艽鳖甲散
肺痨 ─────┤ 气阴耗伤 ┌ 保真汤
         │          └ 参苓白术散
         └ 阴阳虚损 ──→ 补天大造丸
```

◎ **方证总览**

方证串联歌诀记忆	吠音不足，月华丸；许霍拜金，秦娇别家；棋瘾保证神珠；阴阳虚损，不甜大枣
联想	一只小狗患了肺痨，吠的声音不足，需要月华丸治疗。它的主人许霍很拜金，女朋友秦娇受不了去别家。同时许霍棋瘾很大，每次下棋都要保证戴着神珠。最后他的小狗阴阳虚损，要用不甜的大枣这种奇怪的药才能治好
逐字拆解	吠音——肺阴亏损 许霍——虚火灼肺 拜金——百合固金汤 秦娇别家——秦艽鳖甲散 棋瘾——气阴耗伤 保证——保真汤 神珠——参苓白术散 不甜大枣——补天大造丸
方证对应	肺阴亏损——月华丸 虚火灼肺——百合固金汤合秦艽鳖甲散 气阴耗伤——保真汤或参苓白术散 阴阳虚损——补天大造丸

◎ 辨证论治

证型	病机	治法	代表方药	方歌
肺阴亏损	阴虚肺燥，肺失滋润，肺伤络损	滋阴润肺	月华丸	月华丸 月华丸方擅滋阴，二冬二地沙贝苓；山药百部胶三七，獭肝桑菊保肺金。 加减运用： 咳频痰少甜杏仁，益以琼玉滋阴肺；痰血蛤胶仙鹤茅，低热青连骨功劳；久咳声嘶诃蝴蝶，凤凰衣以养利咽。
虚火灼肺	肺肾阴伤，水亏火旺，燥热内灼，络损血溢	滋阴降火	百合固金汤合秦艽鳖甲散	百合固金汤 百合固金二地黄，玄参贝母桔草藏；麦冬芍药当归配，喘咳痰血肺家伤。 秦艽鳖甲散 秦艽鳖甲治风劳，地骨柴胡及青蒿；当归知母乌梅合，止嗽除蒸敛汗高。 加减运用： 痰热粉知蛤桑皮，血黯刺痛三七金；盗汗梅麦煅龙蛎，咳呛声嘶诃白蜜；咯血紫珠黄丹栀，配以十灰血凉止。

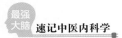

续表

证型	病机	治法	代表方药	方歌
气阴耗伤	阴伤气耗，肺脾两虚，肺气不清，脾虚不健	益气养阴	保真汤或参苓白术散	保真汤 保真参芪术草味， 赤白苓芍天麦归； 生熟地柴朴骨皮， 柏知连陈姜枣随。 参苓白术散 参苓白术扁豆跟， 山药甘连砂薏仁； 桔梗上浮兼保肺， 枣汤调服益脾神。 加减运用： 湿痰姜夏橘红茯， 咯血三七鹤山萸； 甘温除热汗风恶， 桂芍甘枣参芪固； 纳少腹胀大便溏， 扁薏健脾莲白橘； 忌用地黄麦胶误， 骨蒸鳖牡梅银胡。
阴阳虚损	阴伤及阳，精气虚竭，肺脾肾俱虚	滋阴补阳	补天大造丸	补天大造丸 补天大造参芪山， 术苓枣志杞龟板； 地芍归鹿紫河车， 培补阴阳莫大焉。 加减运用： 五更泄泻蔻脂补， 并去黄胶滋腻物； 心慌丹参紫石志， 肾虚虫草诃钟乳。

月华丸（《医学心悟》）

天冬30克	生地黄30克	麦冬30克
熟地黄30克	山药30克	百部30克
沙参30克	川贝母30克	真阿胶30克
茯苓15克	獭肝15克	广三七15克
桑叶60克	菊花60克	

百合固金汤（《慎斋遗书》）

百合12克	熟地黄9克	生地黄9克
当归身9克	白芍6克	甘草3克
桔梗6克	玄参3克	贝母6克
麦冬9克		

秦艽鳖甲散（《卫生宝鉴》）

地骨皮15克	知母15克	青蒿15克
乌梅1枚	鳖甲15克	柴胡10克
秦艽10克	当归15克	

保真汤（《十药神书》）

当归9克	人参9克	生地黄9克
熟地黄9克	白术9克	黄芪9克
赤茯苓4.5克	白茯苓4.5克	天冬6克
麦冬6克	赤芍6克	白芍6克
知母6克	黄柏6克	五味子6克
柴胡6克	地骨皮6克	甘草4.5克
陈皮4.5克	厚朴4.5克	莲子心5枚
生姜3片	大枣5枚	

参苓白术散（《太平惠民和剂局方》）

莲子肉9克	薏苡仁9克	砂仁6克
桔梗6克	白扁豆12克	白茯苓15克
人参15克	甘草10克	白术15克

山药15克

补天大造丸（《医学心悟》）

人参10克	黄芪30克	白术15克
当归15克	酸枣仁15克	远志10克
白芍15克	山药15克	茯苓15克
枸杞子20克	熟地黄30克	紫河车1具
鹿角胶10克	龟板胶10克	

第八节 肺 痿

◎ 思维导图

肺痿 ┬ 虚热证 ──→ 麦门冬汤+清燥救肺汤
　　 └ 虚寒证 ┬ 甘草干姜汤
　　　　　　　 └ 生姜甘草汤

◎ 方证总览

方证串联歌诀记忆	肺痿虚热麦清燥，虚寒甘草干生姜
逐字拆解	麦——麦门冬汤 清燥——清燥救肺汤 甘草干——甘草干姜汤 生姜——生姜甘草汤
方证对应	虚热证——麦门冬汤合清燥救肺汤 虚寒证——甘草干姜汤或生姜甘草汤

◎ 辨证论治

证型	病机	治法	代表方药	方歌
虚热证	肺阴亏耗，虚火内灼，灼津为痰	滋阴清热润肺生津	麦门冬汤合清燥救肺汤	麦门冬汤 麦门冬汤用人参，枣草粳米半夏存；肺痿咳逆因虚火，益胃生津此方珍。 清燥救肺汤 清燥救肺参草杷，石膏胶杏麦胡麻；

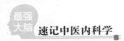

续表

证型	病机	治法	代表方药	方歌
				经霜收下冬桑叶，清燥润肺效可夸。 加减运用： 火盛呛咳呕烦虚，去枣加入竹叶茹；痰黏花粉知贝母，潮热地骨银柴胡。
虚寒证	肺气虚寒，气不化津，津反为涎	温肺益气	甘草干姜汤或生姜甘草汤	甘草干姜汤 心烦脚急理须明，攻表误行厥便成；二两干姜甘草四，热因寒用奏功宏。 生姜甘草汤 肺痿唾涎咽燥咦，甘须四两五生姜；枣枚十二参三两，补土生津润肺肠。 加减运用： 肺虚失约唾沫多，尿频加煨益智活；肾虚不纳气短喘，钟乳五味蛤蚧磨。

麦门冬汤（《金匮要略》）

麦冬60克	半夏9克	人参6克
甘草4克	粳米6克	大枣12枚

清燥救肺汤（《医门法律》）

桑叶9克	石膏8克	甘草3克
人参2克	火麻仁3克	真阿胶3克

麦冬4克　　　　杏仁2克　　　　枇杷叶3克

甘草干姜汤（《伤寒论》）

甘草12克　　　　干姜6克

生姜甘草汤（《千金方》）

生姜20克　　　　人参12克　　　　甘草16克

大枣12枚

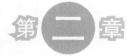

心系病证

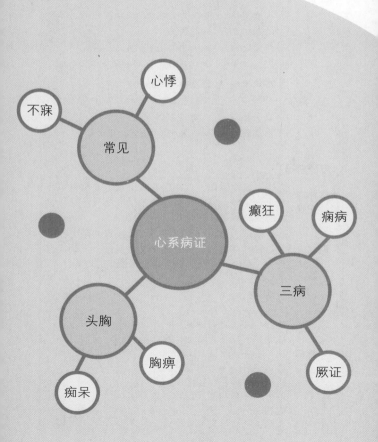

第一节 心 悸

◎ **思维导图**

心悸
- 虚证
  - 心虚胆怯 —→ 安神定志丸+琥珀、磁石、朱砂
  - 心血不足 —→ 归脾汤
  - 阴虚火旺 —→ 天王补心丹+朱砂安神丸
  - 心阳不振 —→ 桂枝甘草龙骨牡蛎汤+参附汤
- 实证
  - 水饮凌心 —→ 苓桂术甘汤
  - 瘀阻心脉 —→ 桃仁红花煎+桂枝甘草龙骨牡蛎汤
  - 痰火扰心 —→ 黄连温胆汤
  - 邪毒犯心 —→ 银翘散+生脉散

◎ **方证总览**

方证串联歌诀记忆	心悸，气血阴阳，饮痰瘀毒八因素。安神乌龟与天王合朱砂，桂龙神符。灵龟猪肝吃桃红炼丹，银翘生脉解毒
联想	心悸病证主要由气血阴阳、饮痰瘀毒八个方面导致。安神乌龟与天王合起来使用朱砂，炼制桂龙神符。灵龟猪肝吃桃红炼丹，银翘生脉解毒
逐字拆解	安神——安神定志丸 龟——归脾汤 天王——天王补心丹 朱砂——朱砂安神丸 桂龙——桂枝甘草龙骨牡蛎汤 神符——参附汤 灵龟猪肝——苓桂术甘汤 桃红——桃仁红花煎 炼丹——黄连温胆汤 银翘——银翘散 生脉——生脉散

续表

方证对应	气——心虚胆怯——安神定志丸加琥珀、磁石、朱砂
	血——心血不足——归脾汤
	阴——阴虚火旺——天王补心丹合朱砂安神丸
	阳——心阳不振——桂枝甘草龙骨牡蛎汤合参附汤
	饮——水饮凌心——苓桂术甘汤
	瘀——瘀阻心脉——桃仁红花煎合桂枝甘草龙骨牡蛎汤
	痰——痰火扰心——黄连温胆汤
	毒——邪毒犯心——银翘散合生脉散

◎ **辨证论治**

证型		病机	治法	代表方药	方歌
虚证	心虚胆怯	气血亏损，心虚胆怯，心神失养	镇惊定志 养心安神	安神定志丸加琥珀、磁石、朱砂	安神定志丸 安神定志用远志， 人参菖蒲及龙齿； 茯苓茯神二皆用， 心胆怯怕用此治。 加减运用： 心阳不振桂附通， 心血不足阿首龙； 气郁烦闷柴郁欢， 气虚尤重白术苓。
	心血不足	心血亏耗，心失所养，心神不宁	补血养心 益气安神	归脾汤	归脾汤 归脾汤用术参芪， 归草茯神远志随； 酸枣木香龙眼肉， 煎加姜枣益心脾。 加减运用： 阳虚附芪龙牡蛎， 阴虚沙参玉竹斛； 山楂神曲健脾运， 柏夜合欢养心神。

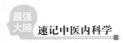
续表

证型	病机	治法	代表方药	方歌
阴虚火旺	肝肾阴虚，水不济火，心火内动，扰动心神	滋阴清火 养心安神	天王补心丹合朱砂安神丸	天王补心丹 补心丹用柏枣仁， 二冬生地当归身； 三参桔梗朱砂味， 远志茯苓共养神。 朱砂安神丸 朱砂安神东垣方， 归连甘草合地黄； 怔忡不寐心烦乱， 清热养阴可复康。 加减运用： 遗精腰酸龟母柏， 兼有瘀热赤丹桃。
心阳不振	心阳虚衰，无以温养心神	温补心阳 安神定悸	桂枝甘草龙骨牡蛎汤合参附汤	桂枝甘草龙骨 牡蛎汤 二甘一桂不雷同， 龙牡均行二两通； 火逆下之烦躁起， 交通上下取诸中。 参附汤 人参、附子、青黛 加减运用： 形寒肢冷肉附温， 龙牡萸肉共敛汗； 水停葶苈车泽利， 伤阴麦杞玉竹加。
实证 水饮凌心	脾肾阳虚，水饮内停，上凌于心，扰乱心神	振奋心阳 化气行水	苓桂术甘汤	苓桂术甘汤 病因吐下气冲胸， 起则头眩身振从； 茯四桂三术草二， 温中降逆效从容。

续表

证型	病机	治法	代表方药	方歌
		宁心安神		加减运用： 恶吐陈夏生姜降， 喘闷杏前桔梗宣； 血瘀川归益母草， 浮肿尿少真武合。
瘀阻心脉	血瘀气滞，心脉瘀阻，心阳被遏，心失所养	活血化瘀　理气通络	桃仁红花煎合桂枝甘草龙骨牡蛎汤	桃仁红花煎 桃仁红花用桃红， 丹参赤芍归川芎； 延胡香附青皮地， 活血化瘀心络通。 桂枝甘草龙骨牡蛎汤 二甘一桂不雷同， 龙牡均行二两通； 火逆下之烦躁起， 交通上下取诸中。 加减运用： 气滞血瘀柴胡枳， 伤阴麦玉女贞子； 胸部室闷沉檀降， 胸满瓜蒌薤白宽。
痰火扰心	痰浊停聚，郁久化火，痰火扰心，心神不安	清热化痰　宁心安神	黄连温胆汤	黄连温胆汤 温胆夏茹枳陈助， 佐以茯草连枣煮； 理气化痰利胆胃， 胆郁痰扰诸证除。 加减运用： 大便秘结大黄， 心悸珍石磁重镇； 火郁二冬生竹加， 党术砂芽亦醒脾。

续表

证型	病机	治法	代表方药	方歌
邪毒犯心	邪毒犯心，损及阴血，耗伤气阴，心神失养	清热解毒 益气养阴	银翘散合生脉散	*银翘散* 银翘散治上焦疴，竹叶荆蒡豉薄荷；甘桔芦根凉解法，轻疏风热煮勿过。 *加减运用：* 咳加杏贝渴花粉，热甚栀芩次第施。 *生脉散* 生脉麦味与人参，保肺清心治暑淫；气少汗多兼口渴，病危脉绝急煎斟。 *加减运用：* 热甚青叶板蓝根，血瘀丹皮与丹参，湿热茵陈藿香佩，气滞香橼佛手恩。

安神定志丸（《医学心悟》）

茯苓30克　　　茯神30克　　　人参30克
远志30克　　　石菖蒲15克　　龙齿15克

归脾汤（《正体类要》）

白术9克　　　当归9克　　　茯神9克
黄芪12克　　　远志6克　　　龙眼肉12克
酸枣仁12克　　人参6克　　　木香6克
炙甘草3克　　　生姜6克　　　大枣3枚

天王补心丹（《校注妇人良方》）

生地黄12克　　当归身9克　　天冬9克

麦冬9克　　　　　柏子仁9克　　　　酸枣仁9克

五味子5克　　　　人参5克　　　　　玄参5克

丹参5克　　　　　白茯苓5克　　　　远志5克

桔梗5克　　　　　朱砂5克

朱砂安神丸（《医学发明》）

朱砂15克　　　　黄连18克　　　　　炙甘草16克

生地黄8克　　　　当归8克

桂枝甘草龙骨牡蛎汤（《伤寒论》）

桂枝15克　　　　甘草30克　　　　　牡蛎30克

龙骨30克

参附汤（《圣济总录》）

人参15克　　　　附子15克　　　　　青黛15克

苓桂术甘汤（《伤寒杂病论》）

茯苓12克　　　　桂枝9克　　　　　白术6克

炙甘草6克

桃仁红花煎（《陈素庵妇科补解》）

红花9克　　　　　当归12克　　　　　桃仁9克

香附9克　　　　　延胡索9克　　　　赤芍12克

川芎9克　　　　　丹参9克　　　　　青皮12克

生地黄12克

黄连温胆汤（《六因条辨》）

半夏60克　　　　陈皮90克　　　　　竹茹60克

枳实60克　　　　茯苓45克　　　　　炙甘草30克

大枣1枚　　　　　黄连45克

银翘散（《温病条辨》）

连翘30克　　　　金银花30克　　　　苦桔梗18克

薄荷18克　　　　竹叶12克　　　　　生甘草15克

荆芥穗12克　　　淡豆豉15克　　　　牛蒡子18克

芦根18克

生脉散（《医学启源》）

人参9克　　　麦冬9克　　　五味子6克

第二节 胸 痹

◎ 思维导图

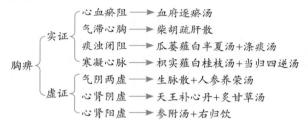

胸痹
- 实证
  - 心血瘀阻 ——→ 血府逐瘀汤
  - 气滞心胸 ——→ 柴胡疏肝散
  - 痰浊闭阻 ——→ 瓜蒌薤白半夏汤+涤痰汤
  - 寒凝心脉 ——→ 枳实薤白桂枝汤+当归四逆汤
- 虚证
  - 气阴两虚 ——→ 生脉散+人参养荣汤
  - 心肾阴虚 ——→ 天王补心丹+炙甘草汤
  - 心肾阳虚 ——→ 参附汤+右归饮

◎ 方证总览

证型串联歌诀记忆	旗帜一挥，江湖血雨腥风，寒生痰起，天地阴阳变色，民不聊生，出现了大量弃婴
联想	旗帜——气滞——罗斯柴尔德家族的旗帜 血雨——血瘀——道士用血符下了一场血雨 寒——为何气候寒冷？只因那些白鬼肆虐 痰——地上有痰就用刮屑板清理 弃婴——气阴——小明认养了一个弃婴，并且用生脉散救了他 天地阴阳——王炙（玄学大师）通晓天地（代指心肾）阴阳，只因他有鬼神符加持在身
逐字拆解	柴——柴胡疏肝散 血符——血府逐瘀汤 白鬼——枳实薤白桂枝汤 肆虐——当归四逆汤 地——涤痰汤

续表

逐字拆解	刮屑板——瓜蒌薤白半夏汤 认养——人参养荣汤 王——天王补心丹 炙——炙甘草汤 鬼——右归饮 神符——参附汤
方证对应	心血瘀阻——血府逐瘀汤 气滞心胸——柴胡疏肝散 痰浊闭阻——瓜蒌薤白半夏汤合涤痰汤 寒凝心脉——枳实薤白桂枝汤合当归四逆汤 气阴两虚——生脉散合人参养荣汤 心肾阴虚——天王补心丹合炙甘草汤 心肾阳虚——参附汤合右归饮

◎ 辨证论治

证型		病机	治法	代表方药	方歌
实证	心血瘀阻	血行瘀滞，胸阳痹阻，心脉不畅	活血化瘀 通脉止痛	血府逐瘀汤	血府逐瘀汤 血府当归生地桃， 红花甘草壳赤芍； 柴胡川芎桔牛膝， 血化下行不作劳。 加减运用： 瘀阻胸痛乳没郁， 气滞胸闷沉檀荜； 寒凝阳虚桂薤辛， 猝然心痛救心丸。
	气滞心胸	肝失疏泄，气机郁滞，心脉不和	疏肝理气	柴胡疏肝散	柴胡疏肝散 柴胡疏肝芍川芎， 陈皮枳壳草香附； 疏肝解郁兼理血， 胸胁疼痛皆能除。

续表

证型	病机	治法	代表方药	方歌
		活血通络		加减运用： 胸闷心痛薤白苏， 气滞血瘀失笑散； 气郁化热逍遥合， 便秘当归龙芸加。
痰浊闭阻	痰浊盘踞，胸阳失展，气机闭阻，脉络阻滞	通阳泄浊 豁痰开结	瓜蒌薤白半夏汤合涤痰汤	瓜蒌薤白半夏汤 胸背牵痛不卧时， 半升半夏一蒌施； 薤因性湿唯三两， 斗酒同煎涤饮奇。 涤痰汤 涤痰汤有夏橘草， 参茯竹茹枳姜好； 胆星菖蒲齐配入， 主治风痰迷心窍。 加减运用： 痰热蛤壳栀竹加， 便干宜添桃黄瓜。
寒凝心脉	素体阳虚，阴寒凝滞，气血痹阻，心阳不振	辛温散寒 宣通心阳	枳实薤白桂枝汤合当归四逆汤	枳实薤白桂枝汤 痞连胸胁逆攻心， 薤白半斤四朴寻； 一个瓜蒌一两桂， 四枚枳实撤浮阴。 当归四逆汤 当归四逆芍桂枝， 细辛甘草通草施； 血虚寒厥四末冷， 温经通脉最相宜。 加减运用： 胸痛不休细良姜， 四肢不温苏合同。

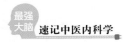

续表

证型		病机	治法	代表方药	方歌
虚证	气阴两虚	心气不足，阴血亏耗，血行瘀滞	益气养阴 活血通脉	生脉散合人参养荣汤	*生脉散* 生脉麦味与人参， 保肺清心治暑淫； 气少汗多兼口渴， 病危脉绝急煎斟。 *人参养荣汤* 人参养荣即十全， 除却川芎五味联； 陈皮远志加姜枣， 脾肺气血补方先。 *加减运用：* 气滞血瘀川郁加， 痰浊壅盛术苓蔻； 纳呆失眠心脾虚， 茯苓茯神柏枣仁。
	心肾阴虚	水火不济，虚热内灼，心失所养，血行不畅	滋阴清火 养心和络	天王补心丹合炙甘草汤	*天王补心丹* 补心丹用柏枣仁， 二冬生地当归身； 三参桔梗朱砂味， 远志茯苓共养神。 *炙甘草汤* 炙甘草汤参姜桂， 麦冬生地与麻仁； 大枣阿胶加酒服， 虚劳肺痿效如神。 *加减运用：* 虚烦不寐酸枣合， 风阳上扰珠决明； 不效黄连阿胶予， 头晕目眩左归同。

续表

证型	病机	治法	代表方药	方歌
心肾阳虚	阳气虚衰，胸阳不振，气机闭阻，血行瘀滞	温补阳气，振奋心阳	参附汤合右归饮	参附汤 人参、附子、青黛 右归饮 右归饮中熟地黄， 肉桂附子补肾阳； 炙草杜杞萸山药， 益火之源用此方。 加减运用： 水饮凌心芪己苓， 四逆人参固阳脱。

血府逐瘀汤（《医林改错》）

桃仁12克	红花9克	当归9克
生地黄9克	川芎4.5克	赤芍6克
牛膝9克	桔梗4.5克	柴胡3克
枳壳6克	甘草6克	

柴胡疏肝散（《医学统旨》）

柴胡6克	陈皮6克	川芎5克
芍药5克	枳壳5克	香附5克
炙甘草3克		

瓜蒌薤白半夏汤（《金匮要略》）

瓜蒌实12克	薤白9克	半夏9克
白酒70毫升		

涤痰汤（《奇效良方》）

胆南星7.5克	半夏7.5克	枳实6克
茯苓6克	橘红4.5克	石菖蒲3克
人参3克	竹茹2.1克	甘草1.5克

生姜5片

枳实薤白桂枝汤（《金匮要略》）

枳实12克	厚朴12克	薤白9克
桂枝6克	瓜蒌实12克	

当归四逆汤（《伤寒论》）

当归12克	桂枝9克	芍药9克
细辛3克	炙甘草6克	通草6克
大枣8克		

生脉散（《医学启源》）

人参9克	麦冬9克	五味子6克

人参养荣汤（《太平惠民和剂局方》）

人参6克	白术9克	茯苓9克
甘草3克	陈皮6克	黄芪12克
当归9克	白芍9克	熟地黄12克
五味子5克	肉桂3克	远志3克
生姜3片	大枣5枚	

天王补心丹（《校注妇人良方》）

生地黄12克	当归身9克	天冬9克
麦冬9克	柏子仁9克	酸枣仁9克
五味子5克	人参5克	玄参5克
丹参5克	白茯苓5克	远志5克
桔梗5克	朱砂5克	

炙甘草汤（《伤寒论》）

炙甘草12克	生姜9克	桂枝9克
人参6克	生地黄20克	阿胶6克
麦冬10克	火麻仁10克	大枣10枚

参附汤（《圣济总录》）

人参15克　　　　附子15克　　　　青黛15克

右归饮（《景岳全书》）

熟地黄6~9克　　山药6克　　　　山茱萸3克

枸杞子6克　　　炙甘草3~6克　　杜仲6克

肉桂3~6克　　　制附子3~9克

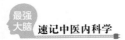
第三节 厥 证

◎ **思维导图**

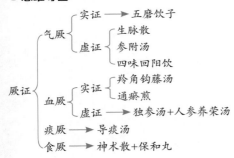

◎ **方证总览**

方证串联 歌诀记忆	骑士齐旭,学士薛旭导痰,神珠宝盒
联想	骑士——气厥实证——骑士被五魔打到气厥 齐旭——气厥虚证——齐旭生参四味大补气 学士——血厥实证——学士领教童语 薛旭——血厥虚证——薛旭一直独身,没人养
逐字拆解	五魔——五磨饮子 生——生脉散 参——参附汤 四味——四味回阳饮 领教——羚角钩藤汤 童语——通瘀煎 独身——独参汤 人养——人参养荣汤

续表

逐字拆解	导痰——导痰汤 神珠——神术散 宝盒——保和丸
方证对应	气厥： 　实证——五磨饮子 　虚证——生脉散或参附汤或四味回阳饮 血厥： 　实证——羚角钩藤汤或通瘀煎 　虚证——独参汤合人参养荣汤 痰厥——导痰汤 食厥——先用盐汤探吐，再用神术散合保和丸

◎ 辨证论治

证型		病机	治法	代表方药	方歌
气厥	实证	肝郁不舒，气机上逆，壅阻心胸，内闭神机	顺气降逆开郁	五磨饮子	*五磨饮子* 四磨饮子七情侵， 人参乌药及槟沉； 去参加入木香枳， 五磨饮子白酒斟， 六磨汤内加大黄， 气滞便秘亦能医。 *加减运用：* 面赤燥扰明藤潜， 痰壅气塞胆皮母； 苦笑无常睡不宁， 宜加茯神远志仁。
	虚证	元气素虚，清阳不升，神明失养	补气回阳	生脉散或参附汤或四味回阳饮	*生脉散* 生脉麦味与人参， 保肺清心治暑淫； 气少汗多兼口渴， 病危脉绝急煎斟。

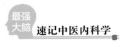

续表

证型	病机	治法	代表方药	方歌
				参附汤 人参、附子、青黛 四味回阳饮 四味回阳饮固脱， 参附姜草四味用； 眩晕昏扑脉沉微， 温阳益气疗效卓。 加减运用： 汗出多者宜敛阴， 黄芪白术龙牡蛎； 心悸不宁养心神， 远志柏子酸枣仁。
血厥	实证	怒而气上，血随气升，菀阳清窍	平肝息风理气通瘀	羚角钩藤汤或通瘀煎	羚角钩藤汤 俞氏羚角钩藤汤， 桑菊茯神鲜地黄； 贝草竹茹同芍药， 肝风内动急煎尝。 通瘀煎 通瘀煎中当归尾， 山楂红花乌药随； 青皮泽泻木香附， 理气活血效力魁。 加减运用： 急躁易怒泻肝火， 菊花丹皮龙胆草； 眩晕头痛阴不足， 育阴潜阳珍地枸。
	虚证	血出过多，气随血脱，神明失养	补养气血	独参汤合人参养荣汤	人参养荣汤 人参养荣即十全， 除却川芎五味联； 陈皮远志加姜枣， 脾肺气血补方先。

续表

证型	病机	治法	代表方药	方歌
				加减运用： 自汗肤冷附干温， 口干沙参玉竹滋。
痰厥	肝郁肺闭，痰随气升，上闭清窍	行气豁痰	导痰汤	导痰汤 二陈去梅加枳星， 方名导痰消积饮； 胸膈痞塞肋胀满， 坐卧不安服之宁。 加减运用： 痰湿化热大便干， 黄芩栀茹瓜蒌清。
食厥	食填中脘，胃气不降，气逆于上，清窍闭塞	和中消导	先用盐汤（探吐），再用神术散合保和丸	神术散 神术散用甘草苍， 细辛藁本芎芷羌； 各走一经祛风湿， 风寒泄泻总堪尝。 保和丸 保和神曲与山楂， 苓夏陈翘菔子加； 炊饼为丸白汤下， 消食和胃效堪夸。 加减运用： 腹胀便秘小承气。

五磨饮子（《医方考》）

木香6克　　　沉香6克　　　槟榔6克

枳实6克　　　台乌药6克

生脉散（《医学启源》）

人参9克　　　麦冬9克　　　五味子6克

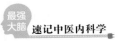
参附汤（《圣济总录》）

人参15克　　　　附子15克　　　　青黛15克

四味回阳饮（《景岳全书》）

人参30~60克　　制附子6~9克　　炙甘草3~6克

炮干姜6~9克

羚角钩藤汤（《通俗伤寒论》）

羚角片4.5克　　双钩藤9克　　　霜桑叶6克

菊花9克　　　　生地黄15克　　　生白芍9克

川贝母12克　　　淡竹茹15克　　　茯神木9克

生甘草3克

通瘀煎（《景岳全书》）

当归尾9~15克　　山楂6克　　　　香附6克

红花6克　　　　　乌药3~6克　　　青皮4.5克

木香2.1克　　　　泽泻4.5克

独参汤（《修月鲁般经后录》引《十药神书》）

大人参20~30克

人参养荣汤（《太平惠民和剂局方》）

人参6克　　　　白术9克　　　　茯苓9克

甘草3克　　　　陈皮6克　　　　黄芪12克

当归9克　　　　白芍9克　　　　熟地黄12克

五味子5克　　　肉桂3克　　　　远志3克

生姜3片　　　　大枣5枚

导痰汤（《校注妇人良方》）

制半夏6克　　　橘红3克　　　　茯苓3克

枳实3克　　　　胆南星3克　　　甘草1.5克

神术散（《太平惠民和剂局方》）

苍术150克　　　藁本30克　　　　香白芷30克

细辛30克　　　　羌活30克　　　　川芎30克

炙甘草30克

保和丸（《丹溪心法》）

山楂18克	六神曲6克	半夏9克
茯苓9克	陈皮3克	连翘3克
莱菔子3克		

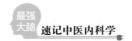
第四节　不寐

◎ **思维导图**

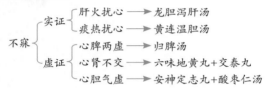

◎ **方证总览**

方证串联歌诀记忆	十面将军龙归灶，丹心神志合酸枣； 泰平六帝交天地，潭心连胆寐安好。
联想	将军——肝（肝为将军之官） 灶——心脾（"灶"字左火右土，五行对应心脾） 丹心——心胆 天地——心肾 潭心——痰热扰心
逐字拆解	龙——龙胆泻肝汤 归——归脾汤 神志合酸枣——安神定志丸合酸枣仁汤 泰——交泰丸 六帝——六味地黄丸 连胆——黄连温胆汤
方证对应	肝火扰心——龙胆泻肝汤 痰热扰心——黄连温胆汤 心脾两虚——归脾汤 心肾不交——六味地黄丸合交泰丸 心胆气虚——安神定志丸合酸枣仁汤

◎ 辨证论治

证型		病机	治法	代表方药	方歌
实证	肝火扰心	肝郁化火，上扰心神	疏肝泻火 镇心安神	龙胆泻肝汤	*龙胆泻肝汤* 龙胆泻肝栀芩柴， 生地车前泽泻偕， 木通甘草当归合， 肝经湿热力能排。 加减运用： 香郁佛手疏肝郁， 重证合用龙芸丸。
	痰热扰心	湿食生痰，郁痰生热，扰动心神	清化痰热 和中安神	黄连温胆汤	*黄连温胆汤* 温胆夏茹枳陈助， 佐以茯草连枣煮； 理气化痰利胆胃， 胆郁痰扰诸证除。 加减运用： 实滞神曲山莱菔， 热盛合用滚痰丸。
虚证	心脾两虚	脾虚血亏，心神失养，神不安舍	补益心脾 养血安神	归脾汤	*归脾汤* 归脾汤用术参芪， 归草茯神远志随； 酸枣木香龙眼肉， 煎加姜枣益心脾。 加减运用： 不寐较重五味藤， 龙骨牡蛎镇安神； 熟芍阿胶益心血， 平胃加之脘闷除。
	心肾不交	肾水亏虚，不能上济于心；心火炽盛，不能下交于肾	滋阴降火	六味地黄丸合交泰丸	*六味地黄丸* 六味地黄山药萸， 泽泻苓丹三泻侣； 三阴并补重滋肾， 肾阴不足效可居。

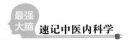

续表

证型	病机	治法	代表方药	方歌
		交通心肾		*交泰丸* 交泰丸将心肾交， 引来心火命门烧， 黄连官桂六一配， 失眠怔忡此方保。 *加减运用：* 天王补心滋心阴， 心烦不寐朱龙镇。
心胆气虚	心胆虚怯，心神失养，神魂不安	益气镇惊 安神定志	安神定志丸 合酸枣仁汤	*安神定志丸* 安神定志用远志， 人参菖蒲及龙齿； 茯苓茯神二皆用， 心虚胆怯用此治。 *酸枣仁汤* 酸枣二升先煮汤， 茯知二两佐之良； 芎甘各一相调剂， 服后恬然足睡乡。 *加减运用：* 心肝血虚汗出悸， 重参归芍黄芪养； 木不疏土善太息， 柴附陈皮山术加； 惊惕不安心悸甚， 朱砂龙牡重安神。

龙胆泻肝汤（《医方集解》）

龙胆草6克　　　栀子9克　　　　黄芩9克

泽泻12克　　　木通9克　　　　车前子9克

当归3克　　　　生地黄9克　　　柴胡6克

生甘草6克

黄连温胆汤（《六因条辨》）

半夏60克	陈皮90克	竹茹60克
枳实60克	茯苓45克	炙甘草30克
大枣1枚	黄连45克	

归脾汤（《正体类要》）

白术9克	当归9克	茯神9克
黄芪12克	远志6克	龙眼肉12克
酸枣仁12克	人参6克	木香6克
炙甘草3克	生姜6克	大枣3枚

六味地黄丸（《小儿药证直诀》）

熟地黄24克	山茱萸12克	山药12克
泽泻9克	牡丹皮9克	茯苓9克

交泰丸（《韩氏医通》）

生川黄连18克　肉桂心3克

安神定志丸（《医学心悟》）

茯苓30克	茯神30克	人参30克
远志30克	石菖蒲15克	龙齿15克

酸枣仁汤（《金匮要略》）

酸枣仁12克	甘草3克	知母6克
茯苓6克	川芎6克	

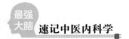

第五节　痴　呆

◎ **思维导图**

$$
痴呆
\begin{cases}
髓海不足 \longrightarrow 七福饮 \\
脾肾两虚 \longrightarrow 还少丹 \\
痰浊蒙窍 \longrightarrow 洗心汤 \\
瘀血内阻 \longrightarrow 通窍活血汤 \\
心肝火旺 \longrightarrow 黄连解毒汤
\end{cases}
$$

◎ **方证总览**

方证串联 歌诀记忆	小丹脾肾虚，为解心肝之毒，七去髓海，洗去痰浊，通窍瘀血
联想	小丹脾肾两虚，为了解心肝之毒，七次去往髓海，洗去痰浊，打通七窍中的瘀血
逐字拆解	小丹——少丹——还少丹 解心肝之毒——黄连解毒汤 七——七福饮 洗——洗心汤 通窍——通窍活血汤
方证对应	髓海不足——七福饮 脾肾两虚——还少丹 痰浊蒙窍——洗心汤 瘀血内阻——通窍活血汤 心肝火旺——黄连解毒汤

◎ 辨证论治

证型	病机	治法	代表方药	方歌
髓海不足	肾精亏虚，髓海失养，神机失用	补肾填精　益髓养神	七福饮	**七福饮** 五福参归术地甘，熟地随宜任加参；再增酸志名七福，气血俱虚服可安。 加减运用： 心烦溲赤精不足，知柏地黄丹参加；痰热内蕴宜化净，清心滚痰后补益。
脾肾两虚	气血亏虚，肾精不足，髓海失养	补肾健脾　益气生精	还少丹	**还少丹** 杨氏传来还少丹，茱药苓地杜牛餐；苁蓉楮实茴巴枸，远志菖蒲味枣丸。 加减运用： 气短发力肌肉萎，归脾合之益气血；脾肾两虚分阴阳，金匮肾气补肾阳；颧红盗汗为阴虚，知柏地黄滋肝肾。
痰浊蒙窍	痰浊上蒙，清窍被阻，神机失用	健脾化浊　豁痰开窍	洗心汤	**洗心汤** 痰浊蒙窍用洗心，人参半夏兼茯神；陈皮神曲甘草配，附子菖蒲酸枣仁。 加减运用： 党黄山砂脾虚加，郁久化火芩连竹；痰浊壅盛头如裹，胆兰白加重陈夏。

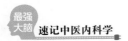

续表

证型	病机	治法	代表方药	方歌
瘀血内阻	瘀血内结，脑脉痹阻，神机失用	活血化瘀 开窍健脑	通窍活血汤	通窍活血汤 通窍活血用麝香， 桃红大枣老葱姜； 川芎黄酒赤芍药， 表里通经第一方。 加减运用： 气血不足益气血， 党芪熟地当归加； 瘀不生新宜活血， 当归鸡血三七何； 化热凉血泻肝火， 丹皮生地夏栀加。
心肝火旺	心肝火旺，上扰清窍，神机失用	清热泻火 安神定志	黄连解毒汤	黄连解毒汤 黄连解毒汤四味， 黄芩黄柏栀子备； 躁狂大热呕不眠， 吐衄斑黄均可为。 加减运用： 大便秘结大麻仁， 牛黄清心清心火； 眩晕头痛平息风， 天麻钩藤石决明； 失眠多梦养心神， 酸枣柏子夜交藤。

七福饮（《景岳全书》）

人参6克	熟地黄9克	当归9克
白术5克	炙甘草3克	酸枣仁6克
远志5克		

还少丹（《杨氏家藏方》）

干山药45克	牛膝45克	山茱萸30克
白茯苓30克	五味子30克	肉苁蓉30克
石菖蒲30克	巴戟天30克	远志30克
杜仲30克	楮实子30克	舶上茴香30克
枸杞子15克	熟地黄15克	大枣60克

洗心汤（《辨证录》）

人参30克	茯神30克	半夏15克
陈皮9克	神曲9克	甘草3克
附子3克	石菖蒲3克	生酸枣仁30克

通窍活血汤（《医林改错》）

赤芍3克	川芎3克	桃仁9克
大枣7枚	红花9克	老葱3根
鲜姜9克	麝香0.15克	黄酒250毫升

黄连解毒汤（《外台秘要》）

黄连9克	栀子9克	黄芩6克
黄柏6克		

第六节 癫 狂

◎ **思维导图**

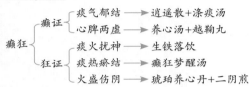

癫狂
- 癫证
  - 痰气郁结 → 逍遥散+涤痰汤
  - 心脾两虚 → 养心汤+越鞠丸
- 狂证
  - 痰火扰神 → 生铁落饮
  - 痰热瘀结 → 癫狂梦醒汤
  - 火盛伤阴 → 琥珀养心丹+二阴煎

◎ **方证总览**

方证串联 歌诀记忆	二阴虎越养心殿，生铁落地惊醒小迪癫狂梦，痰火痰热痰气都来犯，使得小迪心脾虚、火伤阴
联想	两只阴险的老虎越过养心殿，使生铁落地，惊醒了小迪的癫狂梦，痰火痰热痰气都来侵犯，使得小迪心脾虚、火伤阴
逐字拆解	两只阴险的老虎——琥珀养心丹合二阴煎 越过养心殿——越鞠丸合养心汤 生铁落地——生铁落饮 小迪——逍遥散合涤痰汤 癫狂梦——癫狂梦醒汤 痰火痰热痰气——痰火扰神、痰热瘀结、痰气郁结 心脾虚——心脾两虚 火伤阴——火盛伤阴
方证对应	癫证： 　痰气郁结——逍遥散合涤痰汤 　心脾两虚——养心汤合越鞠丸

续表

方证对应	狂证： 痰火扰神——生铁落饮 痰热瘀结——癫狂梦醒汤 火盛伤阴——琥珀养心丹合二阴煎

◎ 辨证论治

证型		病机	治法	代表方药	方歌
癫证	痰气郁结	肝气郁滞，脾失健运，气郁痰结，蒙蔽神窍	疏肝解郁 化痰醒神	逍遥散合涤痰汤	*逍遥散* 逍遥散用归芍柴， 术苓甘草加姜薄； 疏肝养血兼理脾， 若加丹栀热能排。 *涤痰汤* 涤痰汤有夏橘草， 参茯竹茹枳姜好； 胆星菖蒲齐配入， 主治风痰迷心窍。 *加减运用：* 痰浊雍盛控涎丹， 三圣取吐当甚用； 痰迷心窍苏合香， 烦躁不安栀莲芩。
	心脾两虚	脾失健运，生化乏源，心神失养	健脾养心 解郁安神	养心汤合越鞠丸	*养心汤* 养心汤能养心神， 二茯芎归夏曲寻； 肉桂草参茋五味， 远志酸柏功更纯。 *越鞠丸* 越鞠丸治六般郁， 气血痰火食湿因；

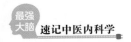

续表

证型		病机	治法	代表方药	方歌
					芎苍香附兼栀曲， 气畅郁舒痛闷伸。 加减运用： 畏寒卷缩温肾阳， 补骨巴戟肉苁蓉； 心气耗伤营血亏， 甘麦大枣润安神。
狂证	痰火扰神	五志化火，痰随气升，痰热上扰清窍，神明昏乱	镇心涤痰 清肝泻火	生铁落饮	生铁落饮 生铁落饮橘贝母， 胆星远志石菖蒲； 连翘天麦玄丹参， 朱砂二茯钩藤伍。 加减运用： 痰火壅盛礞芩黄， 再用安宫牛黄丸； 肝胆火盛脉弦实， 当归龙荟清肝火。
	痰热瘀结	气郁痰结，血气凝滞，痰热互结，神窍被扰	豁痰化瘀 调畅气血	癫狂梦醒汤	癫狂梦醒汤 癫狂梦醒桃仁攻， 香附青柴半木通； 陈腹赤桑苏子炒， 倍加甘草缓其中。 加减运用： 蕴热黄芩黄连清， 蓄血大黄䗪虫丸； 不饥不渴有顽痰， 白金化痰祛恶血。

续表

证型	病机	治法	代表方药	方歌
火盛伤阴	久病伤阴，气阴两伤，虚火旺盛，扰乱心神	滋阴降火 安神定志	琥珀养心丹 合二阴煎	琥珀养心丹 琥珀养心龙齿远， 菖蒲茯神酸枣连； 参归地柏朱砂黄， 心血虚惊服之安。 二阴煎 二阴煎中生地冬， 玄参黄连加木通； 灯心茯苓酸枣草， 滋阴降火有神功。 加减运用： 胆南天竺平痰火， 朱砂安神制心火。

逍遥散（《太平惠民和剂局方》）

柴胡9克	当归9克	芍药9克
白术9克	茯苓9克	炙甘草4.5克
生姜3片	薄荷6克	

涤痰汤（《奇效良方》）

胆南星7.5克	半夏7.5克	枳实6克
茯苓6克	橘红4.5克	石菖蒲3克
人参3克	竹茹2.1克	甘草1.5克
生姜5片		

养心汤（《仁斋直指方论》）

黄芪15克	白茯苓15克	茯神15克
半夏曲15克	当归15克	川芎15克
远志7.5克	肉桂7.5克	柏子仁7.5克

酸枣仁7.5克　　　北五味子7.5克　人参7.5克

炙甘草12克

越鞠丸（《丹溪心法》）

苍术6克　　　　　香附6克　　　　　川芎6克

神曲6克　　　　　栀子6克

生铁落饮（《医学心悟》）

生铁落9克（煎汤代水）　　　　　　天冬9克

麦冬9克　　　　　贝母9克　　　　　胆南星3克

橘红3克　　　　　远志肉3克　　　　石菖蒲3克

连翘3克　　　　　茯苓3克　　　　　茯神3克

玄参4.5克　　　　钩藤4.5克　　　　丹参4.5克

朱砂0.9克

癫狂梦醒汤（《医林改错》）

桃仁24克　　　　　柴胡9克　　　　　香附6克

木通9克　　　　　赤芍9克　　　　　半夏6克

大腹皮9克　　　　青皮6克　　　　　陈皮9克

桑白皮9克　　　　紫苏子12克　　　甘草15克

琥珀养心丹（《证治准绳》）

琥珀6克　　　　　龙齿30克　　　　　远志15克

石菖蒲15克　　　茯神15克　　　　　人参15克

酸枣仁15克　　　当归21克　　　　　生地黄21克

黄连9克　　　　　柏子仁15克　　　朱砂9克

牛黄3克

二阴煎（《景岳全书》）

生地黄6~9克　　麦冬6~9克　　　　酸枣仁6克

生甘草3克　　　　玄参4.5克　　　　黄连3~6克

茯苓4.5克　　　　木通4.5克　　　　灯心草20根

第七节　痫　病

◎ 思维导图

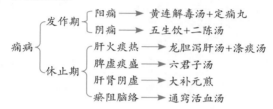

痫病
- 发作期
  - 阳痫 ——→ 黄连解毒汤+定痫丸
  - 阴痫 ——→ 五生饮+二陈汤
- 休止期
  - 肝火痰热 ——→ 龙胆泻肝汤+涤痰汤
  - 脾虚痰盛 ——→ 六君子汤
  - 肝肾阴虚 ——→ 大补元煎
  - 瘀阻脑络 ——→ 通窍活血汤

◎ 方证总览

方证串联歌诀记忆	六君虽二五，为敌龙，大补元气、通窍活血、解毒定痫；龙虽脾虚阴险，但肝火肝肾脑络均瘀阻，终阳痫
联想	六君子虽然比较二百五，但为了能敌得过龙，不惜大补元气、通窍活血、解毒定痫；龙虽脾虚阴险，但肝火肝肾脑络均被瘀阻，最终阳痫而亡
逐字拆解	六君子——六君子汤 二百五——二陈汤、五生饮 敌得过龙——涤痰汤、龙胆泻肝汤 大补元气——大补元煎 通窍活血——通窍活血汤 解毒定痫——黄连解毒汤、定痫丸 脾虚阴险——脾虚痰盛、阴痫 肝火肝肾脑络均被瘀阻——肝火痰热、肝肾阴虚、瘀阻脑络 阳痫而亡——阳痫

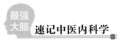
续表

方证对应	发作期： 　　阳痫——黄连解毒汤合定痫丸 　　阴痫——五生饮合二陈汤 休止期： 　　肝火痰热——龙胆泻肝汤合涤痰汤 　　脾虚痰盛——六君子汤 　　肝肾阴虚——大补元煎 　　瘀阻脑络——通窍活血汤

◎ 辨证论治

证型		病机	治法	代表方药	方歌
发作期	阳痫	肝风夹痰，蒙蔽清窍，气血逆乱	急以开窍醒神　继以泻热涤痰息风	黄连解毒汤合定痫丸	黄连解毒汤 黄连解毒汤四味， 黄芩黄柏栀子备； 躁狂大热呕不眠， 吐衄斑黄均可为。 定痫丸 定痫二茯贝天麻， 丹麦陈远蒲半夏； 胆星全蝎蚕琥珀， 竹沥姜汤草朱砂。 加减运用： 热甚安宫牛黄丸， 便干黄硝枳朴通。
	阴痫	寒痰湿浊，上蒙心窍，元神失控	急以开窍醒神	五生饮合二陈汤	五生饮 五生饮中用五生， 南星半夏与白附； 川乌黑豆五味齐， 温化痰涎内里寒。

续表

证型	病机	治法	代表方药	方歌
		继以温化痰涎、顺气定痫		二陈汤 二陈汤用半夏陈, 益以茯苓甘草臣; 利气和中燥湿痰, 煎加生姜与乌梅。 加减运用: 恶心欲呕姜苏茹, 胸闷瓜蒌枳胆星。
休止期	肝火痰热	肝郁化火,痰火内盛,上扰元神	清肝泻火　化痰宁心	龙胆泻肝汤合涤痰汤	龙胆泻肝汤 龙胆泻肝栀芩柴, 生地车前泽泻偕; 木通甘草当归合, 肝经湿热力能排。 涤痰汤 涤痰汤有夏橘草, 参茯竹茹枳姜好; 胆星菖蒲齐配入, 主治风痰迷心窍。 加减运用: 肝火动风平肝风, 天麻钩藤地龙蝎; 便秘大黄芒硝通, 不寐柏子酸枣仁。
	脾虚痰盛	脾虚不运,痰湿内盛	健脾化痰	六君子汤	六君子汤 四君子汤中和义, 参术茯苓甘草比; 益以夏陈名六君, 祛痰补益气虚饵; 除却半夏名异功, 或加香砂气滞使。

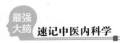
续表

证型	病机	治法	代表方药	方歌
				加减运用： 痰盛胆南旋覆蒌， 便溏薏苡扁豆姜； 饱胀神曲麦谷芽， 心脾两虚归脾汤； 精神不振补精血， 益气养神大造丸。
肝肾阴虚	痫病日久，肝肾阴虚，髓海不足，脑失所养	活血化瘀 息风通络	大补元煎	大补元煎 大补元煎景岳方， 山药山萸熟地黄； 参草枸杞归杜仲， 真阴亏耗此方尝。 加减运用： 酸枣仁汤养心神， 恐惧甘麦大枣汤； 心肾不交交泰丸， 便干麻仁玄苁蓉。
瘀阻脑络	瘀血阻窍，脑络闭塞，脑神失养	滋养肝肾 填精益髓	通窍活血汤	通窍活血汤 通窍活血用麝香， 桃红大枣老葱姜； 川芎黄酒赤芍药， 表里通经第一方。 加减运用： 肝阳上亢钩决芍， 痰盛半夏胆南茹； 纳差少气与懒言， 黄芪党参白术补。

黄连解毒汤（《外台秘要》）

黄连9克　　　　栀子9克　　　　黄芩6克

黄柏6克

定痫丸（《医学心悟》）

天麻6克	川贝母6克	半夏6克
茯苓6克	茯神6克	胆南星3克
石菖蒲3克	全蝎3克	僵蚕3克
真琥珀3克	陈皮4.5克	远志4.5克
竹沥100毫升	姜汁20毫升	甘草120克（熬膏）
丹参12克	麦冬12克	朱砂2克

五生饮（仿《玉机微义》所载李仲南方五生丸）

胆南星15克	半夏15克	白附子15克
川乌15克	黑豆15克	

二陈汤（《太平惠民和剂局方》）

半夏15克	陈皮15克	白茯苓9克
炙甘草5克	生姜7片	乌梅1枚

龙胆泻肝汤（《医方集解》）

龙胆草6克	栀子9克	黄芩9克
泽泻12克	木通9克	车前子9克
当归3克	生地黄9克	柴胡6克
生甘草6克		

涤痰汤（《奇效良方》）

胆南星7.5克	半夏7.5克	枳实6克
茯苓6克	橘红4.5克	石菖蒲3克
人参3克	竹茹2.1克	甘草1.5克
生姜5片		

六君子汤（《医学正传》）

人参9克	白术9克	茯苓9克
炙甘草6克	陈皮3克	半夏4.5克

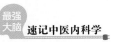

大补元煎（《景岳全书》）

人参10克	山药（炒）6克	熟地黄6~9克
杜仲6克	当归6~9克	山茱萸3克
枸杞子6~9克	炙甘草3~6克	

通窍活血汤（《医林改错》）

赤芍3克	川芎3克	桃仁9克
大枣7枚	红花9克	老葱3根
鲜姜9克	麝香0.15克	黄酒250毫升

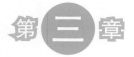

脾胃病证

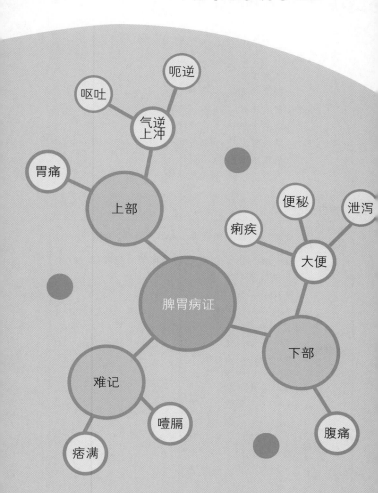

呃逆

呕吐

气逆
上冲

胃痛

上部

便秘

泄泻

痢疾

大便

脾胃病证

下部

难记

噎膈

腹痛

痞满

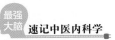
第一节　胃　痛

◎ **思维导图**

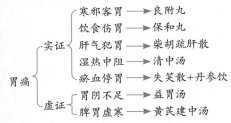

胃痛
- 实证
  - 寒邪客胃 ⟶ 良附丸
  - 饮食伤胃 ⟶ 保和丸
  - 肝气犯胃 ⟶ 柴胡疏肝散
  - 湿热中阻 ⟶ 清中汤
  - 瘀血停胃 ⟶ 失笑散+丹参饮
- 虚证
  - 胃阴不足 ⟶ 益胃汤
  - 脾胃虚寒 ⟶ 黄芪建中汤

◎ **方证总览**

方证串联歌诀记忆	七中一位良妇和柴清（人名）胃痛，吃笑丹
联想	第七中学的一位良家妇人和柴清犯胃痛，吃笑丹就好了
逐字拆解	七中——黄芪建中汤 一位——益胃汤 良妇——良附丸 和——保和丸 柴——柴胡疏肝散 清——清中汤 笑——失笑散 丹——丹参饮
方证对应	实证： 　寒邪客胃——良附丸 　饮食伤胃——保和丸 　肝气犯胃——柴胡疏肝散

续表

方证对应	湿热中阻——清中汤 瘀血停胃——失笑散合丹参饮 虚证: 胃阴不足（或胃阴亏虚）——益胃汤 脾胃虚寒——黄芪建中汤 （胃痛证型多带"胃"字，记忆时把握此要点 即可发挥联想）

◎ **辨证论治**

证型		病机	治法	代表方药	方歌
实证	寒邪客胃	寒凝胃脘，阳气被遏，气机阻滞	温胃散寒 理气止痛	良附丸	良附丸 良姜香附等分研， 米汤姜汁加食盐； 合制为丸空腹服， 胸闷脘痛一并蠲。 加减运用： 寒甚散寒兼理气， 荜椒肉桂厚朴加； 风寒表症散风寒， 苏叶桂枝防风功； 过食生冷夹宿食， 神曲鸡金莱菔夏； 寒郁化热宜并调， 半夏泻心辛开降。
	饮食伤胃	饮食积滞，阻塞胃气	消食导滞	保和丸	保和丸 保和神曲与山楂， 苓夏陈翘莱菔子加； 炊饼为丸白汤下， 消食和胃效堪夸。 加减运用： 脘腹胀痛枳砂榔，

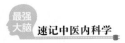

续表

证型	病机	治法	代表方药	方歌
		和中止痛		食积化热黄连栀；脘胀便秘小承气，若剧荡腑大承气。
肝气犯胃	肝气郁结，横逆犯胃，胃气阻滞	疏肝理气 和胃止痛	柴胡疏肝散	*柴胡疏肝散* 柴胡疏肝芍川芎，陈皮枳壳草香附；疏肝解郁兼理血，胸肋疼痛皆能除。 加减运用： 痛甚金铃木香郁，嗳气旋覆代赭降；吐酸和胃兼制酸，左金川贝瓦楞服；郁热迫血凉血止，大黄地榆白及粉；肝郁脾虚逍遥散，疏肝健脾佛附砂。
湿热中阻	湿热蕴结，胃气痞阻	清化湿热 理气和胃	清中汤	*清中汤* 清中化湿理胃气，二陈苓草栀连蔻。 加减运用： 湿重苍术广藿香，热重连翘蒲公芩；恶心竹茹代赭石，便秘大黄导滞通；气滞厚朴枳实加，食积三仙莱菔服。
瘀血停胃	瘀停胃络，脉络壅滞	化瘀通络	失笑散合丹参饮	*失笑散* 失笑灵脂蒲黄同，等量为散酽醋冲；瘀滞心腹时作痛，祛瘀止痛有奇功。

续表

证型		病机	治法	代表方药	方歌
			理气和胃		丹参饮 丹参饮为祛瘀方， 檀香砂仁合成方； 血瘀气滞互结证， 心胃诸痛服之康。 加减运用： 痛甚活血行气法， 玄胡郁金木香枳； 呕血当以止血先， 三七茜草去檀砂。
虚证	胃阴不足	胃阴亏耗，胃失濡养	养阴益胃	益胃汤	益胃汤 温病条辨益胃汤， 沙参麦地合成方； 玉竹冰糖同煎服， 温病须虑把津伤。 加减运用： 左金制酸治吐酸， 酸少乌梅诃鸡金； 气滞厚朴金铃子， 便秘麻仁瓜蒌仁； 倦力乏力气阴虚， 太子山药白术养。
	脾胃虚寒	脾虚胃寒，失于温养	温中健脾 和胃止痛	黄芪建中汤	黄芪建中汤 小建汤加两半芪， 诸虚里急治无遗； 急当甘缓虚当补， 愈信长沙百世师。 加减运用： 泛酸去饴吴茱楞， 吐水干姜二陈苓； 寒甚理中兼散寒， 痛甚延胡兼止痛。

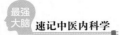

良附丸（《良方集腋》）

| 高良姜9克 | 香附9克 |

保和丸（《丹溪心法》）

山楂18克	六神曲6克	半夏9克
茯苓9克	陈皮3克	连翘3克
莱菔子3克		

柴胡疏肝散（《医学统旨》）

柴胡6克	陈皮6克	川芎5克
芍药5克	枳壳5克	香附5克
炙甘草3克		

清中汤（《证治准绳》引《医学统旨》）

半夏4克	陈皮6克	黑山栀8克
茯苓6克	草豆蔻2.8克	炙甘草2.8克
川黄连8克		

失笑散（《太平惠民和剂局方》）

| 五灵脂6克 | 蒲黄6克 |

丹参饮（《时方歌括》）

| 丹参30克 | 檀香6克 | 砂仁6克 |

益胃汤（《温病条辨》）

| 沙参9克 | 麦冬15克 | 冰糖3克 |
| 生地黄15克 | 玉竹4.5克 | |

黄芪建中汤（《金匮要略》）

黄芪5克	桂枝9克	芍药18克
炙甘草6克	生姜9克	大枣6枚
饴糖30克		

第二节 痞 满

◎ **思维导图**

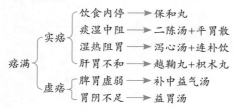

◎ **方证总览**

方证串联 歌诀记忆	陈平和廉颇写信、粤剧、蜘蛛精、中医
联想	陈平和廉颇写信，聊粤剧中的蜘蛛精用中医治疗虚证痞满
逐字拆解	陈——二陈汤 平——平胃散 和——保和丸 廉颇——连朴饮 写信——泻心汤 粤剧——越鞠丸 蜘蛛——枳术丸 中——补中益气汤 医——益胃汤
方证对应	实痞： 　饮食内停——保和丸 　痰湿中阻——二陈汤合平胃散 　湿热阻胃——泻心汤合连朴饮 　肝胃不和——越鞠丸合枳术丸

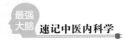

续表

方证对应	虚痞： 　脾胃虚弱——补中益气汤 　胃阴不足——益胃汤 （益胃汤除在虚劳病中用于肺胃阴虚外，均用于胃阴不足证）

◎ 辨证论治

证型		病机	治法	代表方药	方歌
实痞	饮食内停	饮食停滞，胃腑失和，气机壅滞	消食和胃　行气消痞	保和丸	保和丸 保和神曲与山楂，苓夏陈翘菔子加；炊饼为丸白汤下，消食和胃效堪夸。 加减运用： 积重鸡内谷麦芽，胀显枳朴大腹皮；化热便秘槟大黄，枳实导滞推荡肠；脾虚便溏化湿气，枳实消痞和脾胃。
	痰湿中阻	痰浊阻滞，脾失健运，气机不和	除湿化痰　理气和中	二陈汤合平胃散	二陈汤 二陈汤用半夏陈，益以茯苓甘草臣；利气和中燥湿痰，煎加生姜与乌梅。 平胃散 平胃散用朴陈皮，苍术甘草姜枣齐；燥湿运脾除胀满，调胃和中此方宜。

续表

证型	病机	治法	代表方药	方歌
				加减运用： 痰湿盛则胸满闷， 苏梗桔梗广藿香； 气逆不降嗳不止， 旋覆代赭降痰逆； 水入即吐渴不饮， 宜用五苓散化饮； 痰湿化热舌苔黄， 改用黄连温胆汤； 脾胃虚弱和中脾， 党参白术砂仁补。
湿热阻胃	湿热内蕴，困阻脾胃，气机不利	清热化湿 和胃消痞	泻心汤合连朴饮	泻心汤 火热上攻心气伤， 清浊二道血洋洋； 大黄二两芩连一， 釜下抽薪请细详。 连朴饮 连朴饮用香豆豉， 菖蒲半夏焦山栀； 芦根厚朴黄连入， 湿热霍乱此方施。 加减运用： 灼热嘈杂明显者， 连翘瓦楞蒲公英； 若恶呕吐宜止呕， 竹茹生姜白豆蔻； 大便黏黏兼不畅， 蚕皂泽泻除湿浊； 口舌干燥伤津液， 清热生津天花沙； 寒热错杂宜通降， 半夏泻心宜煎尝。

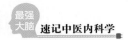

续表

证型	病机	治法	代表方药	方歌
肝胃不和	肝气犯胃，胃气郁滞	疏肝解郁 和胃消痞	越鞠丸合枳术丸	**越鞠丸** 越鞠丸治六般郁， 气血痰火食湿因； 芎苍香附兼栀曲， 气畅郁舒痛闷伸。 **枳术丸** 枳实、白术、荷叶 加减运用： 胀甚柴胡青腹皮， 或用五磨理导滞； 心烦不寐宜安神， 合欢郁金酸枣仁； 郁而化火逆反酸， 左金合用兼制酸； 痞满日久有瘀血， 丹参莪术三棱散。
虚痞	脾胃虚弱	脾胃虚弱，健运失职，升降失司	补气健脾 升清降浊	补中益气汤	**补中益气汤** 补中益气芪术陈， 升柴参草当归身； 虚劳内伤功独擅， 亦治阳虚外感因。 加减运用： 胀闷枳朴木香加， 纳呆厌食砂神曲； 四肢不温加姜附， 或合理中温脾胃； 舌苔厚腻湿浊蕴， 半夏茯苓以化湿； 或改香砂六君子， 健脾理气与除胀。

续表

证型	病机	治法	代表方药	方歌
胃阴不足	胃阴亏虚，胃失濡养，和降失司	养阴益胃调中消痞	益胃汤	益胃汤 温病条辨益胃汤，沙参麦地合成方；玉竹冰糖同煎服，温病须虑把津伤。 加减运用： 阴虚火旺斛百粉，纳差山楂谷麦芽；腹胀佛手厚朴皮，便秘麻仁玄参润；神疲乏力懒言者，太子莲子黄精并。

保和丸（《丹溪心法》）

山楂18克　　　六神曲6克　　　半夏9克
茯苓9克　　　陈皮3克　　　连翘3克
莱菔子3克

二陈汤（《太平惠民和剂局方》）

半夏15克　　　陈皮15克　　　白茯苓9克
炙甘草5克　　　生姜7片　　　乌梅1枚

平胃散（《简要济众方》）

苍术120克　　　厚朴90克　　　陈皮60克
炙甘草30克　　　生姜2片　　　大枣2枚

泻心汤（《金匮要略》）

大黄6克　　　黄连3克　　　黄芩3克

连朴饮（《霍乱论》）

制厚朴6克　　　黄连3克　　　石菖蒲3克
制半夏3克　　　淡豆豉9克　　　焦栀子9克

芦根60克

越鞠丸（《丹溪心法》）

苍术6克　　　　香附6克　　　　川芎6克

神曲6克　　　　栀子6克

枳术丸（《内外伤辨惑论》）

枳实30克　　　　白术60克　　　　荷叶9克

补中益气汤（《脾胃论》）

黄芪18克　　　　炙甘草9克　　　　人参9克

当归身3克　　　　陈皮6克　　　　升麻6克

柴胡6克　　　　白术9克

益胃汤（《温病条辨》）

沙参9克　　　　麦冬15克　　　　冰糖3克

生地黄15克　　　　玉竹4.5克

第三节　呕　吐

◎ **思维导图**

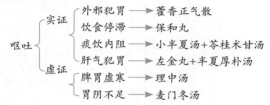

◎ **方证总览**

方剂串联歌诀记忆	藿小苓和左金夏侯，门中呕吐
逐字拆解	藿——藿香正气散 小——小半夏汤 苓——苓桂术甘汤 和——保和丸 左金——左金丸 夏侯——半夏厚朴汤 门——麦门冬汤 中——理中汤
方证对应	实证： 　外邪犯胃——藿香正气散 　饮食停滞——保和丸 　痰饮内阻——小半夏汤合苓桂术甘汤 　肝气犯胃——左金丸合半夏厚朴汤 虚证： 　脾胃虚寒——理中汤 　胃阴不足——麦门冬汤

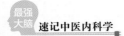

◎ 辨证论治

证型		病机	治法	代表方药	方歌
实证	外邪犯胃	外邪犯胃，中焦气滞，浊气上逆	疏邪解表 化浊和中	藿香正气散	藿香正气散 藿香正气大腹苏， 甘桔陈苓术朴俱； 夏曲白芷加姜枣， 感伤岚瘴并能驱。 加减运用： 宿食嗳气消积滞， 神曲鸡内莱菔子； 气滞脘闷木香枳， 表寒荆防羌活加； 暑湿身心烦热者， 连薷荷叶去姜苏； 秽浊犯胃胸脘闷， 辟秽加服玉枢丹。
	饮食停滞	食积内停，气机受阻，浊气上逆	消食化滞 和胃降逆	保和丸	保和丸 保和神曲山楂， 苓夏陈翘菔子加； 炊饼为丸白汤下， 消食和胃效堪夸。 加减运用： 食物中毒烧盐探， 拒按便秘小承气； 胃中积热加芩连， 或改大黄甘草汤。
	痰饮内阻	痰饮内停，中阳不振，胃气上逆	温化痰饮	小半夏汤合苓桂术甘汤	小半夏汤 呕家见渴饮当除， 不渴应知支饮居； 半夏一升姜八两， 源头探得病根锄。

续表

证型	病机	治法	代表方药	方歌
		和胃降逆		苓桂术甘汤 病因吐下气冲胸， 起则头眩身振从； 茯四桂三术草二， 温中降逆效从容。
肝气犯胃	肝气不疏，横逆犯胃，胃失和降	疏肝和胃　降逆止呕	左金丸合半夏厚朴汤	左金丸 黄连、吴茱萸 半夏厚朴汤 半夏厚朴金匮方， 茯苓苏叶加生姜； 咽有炙脔呕吐酸， 肝气犯胃服此汤。 加减运用： 肝郁化热茹芩芦， 口苦便干大黄枳； 郁热伤阴养胃阴， 沙参麦冬竹茹服； 胸胁胀满疼痛甚， 金铃香附与郁金； 呕吐日久瘀血存， 酌情可加桃红花； 胆热犯胃泄胆火， 黄芩连翘代赭石。
虚证 脾胃虚寒	脾胃虚寒，失于温煦，运化失职	温中健脾　和胃降逆	理中汤	理中汤 人参汤即理中汤， 白术甘草加干姜； 主治呕吐又腹痛， 重振中焦健脾阳。

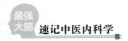
续表

证型	病机	治法	代表方药	方歌
				加减运用： 胃虚气逆频作呕， 旋覆代赭枳壳服； 阳虚水停四肢冷， 附桂川椒温化饮。
胃阴不足	胃阴不足，胃失濡润，和降失司	滋养胃阴 降逆止呕	麦门冬汤	麦门冬汤 麦门冬汤用人参， 枣草粳米半夏存； 肺痿咳逆因虚火， 益胃生津此方珍。 加减运用： 呕甚竹茹枇杷陈， 乏力纳差山药术； 津伤便结宜生津， 生地天花蜜麻仁。

藿香正气散（《太平惠民和剂局方》）

大腹皮3克　　　白芷3克　　　紫苏3克

茯苓3克　　　半夏曲6克　　　白术6克

陈皮6克　　　厚朴6克　　　苦桔梗6克

藿香9克　　　炙甘草6克　　　生姜3片

大枣1枚

保和丸（《丹溪心法》）

山楂18克　　　六神曲6克　　　半夏9克

茯苓9克　　　陈皮3克　　　连翘3克

莱菔子3克

小半夏汤（《金匮要略》）

半夏18克　　　生姜15克

苓桂术甘汤（《伤寒杂病论》）

茯苓12克	桂枝9克	白术6克
炙甘草6克		

左金丸（《丹溪心法》）

黄连18克	吴茱萸3克

半夏厚朴汤（《金匮要略》）

半夏12克	厚朴9克	茯苓12克
生姜15克	紫苏叶6克	

理中汤（《伤寒论》）

人参9克	干姜9克	炙甘草9克
白术9克		

麦门冬汤（《金匮要略》）

麦冬60克	半夏9克	人参6克
甘草4克	粳米6克	大枣12枚

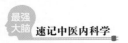

第四节 呃 逆

◎ **思维导图**

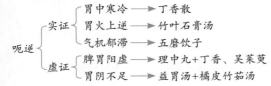

呃逆
- 实证
  - 胃中寒冷 —→ 丁香散
  - 胃火上逆 —→ 竹叶石膏汤
  - 气机郁滞 —→ 五磨饮子
- 虚证
  - 脾胃阳虚 —→ 理中丸+丁香、吴茱萸
  - 胃阴不足 —→ 益胃汤+橘皮竹茹汤

◎ **方证总览**

方证串联 歌诀记忆	竹叶丁香里，五魔胃橘皮
联想	竹叶在丁香（人名）的手里，五个魔鬼胃中有橘皮
逐字拆解	竹叶——竹叶石膏汤 丁香——丁香散 里——理中丸加丁香、吴茱萸 五魔——五磨饮子 胃——益胃汤 橘皮——橘皮竹茹汤
方证对应	实证： 　胃中寒冷——丁香散 　胃火上逆——竹叶石膏汤 　气机郁滞——五磨饮子 虚证： 　脾胃阳虚——理中丸加丁香、吴茱萸 　胃阴不足——益胃汤合橘皮竹茹汤

◎ 辨证论治

证型		病机	治法	代表方药	方歌
实证	胃中寒冷	寒蓄中焦，气机不利，胃气上逆	温中散寒　降逆止呃	丁香散	丁香散 古今医统丁香散，草丁柿蒂良姜研；呃声沉缓脘不舒，温胃降逆散中寒。 加减运用： 寒重脘腹则胀痛，肉桂乌药吴茱萸；寒凝气滞宜消痞，枳朴陈皮以行气；气逆较甚频呃逆，旋覆代赭刀豆子。
	胃火上逆	热积胃肠，腑气不畅，胃火上冲	清胃泄热　降逆止呃	竹叶石膏汤	竹叶石膏汤 二参二草一斤膏，病后虚羸呕逆叨；粳夏半升叶二把，麦门还配一升熬。 加减运用： 腑气不通痞便秘，小承气汤通腑热；胸膈烦热大便秘，凉膈攻下以泻热。
	气机郁滞	肝气郁滞，横逆犯胃，胃气上逆	顺气解郁　和胃降逆	五磨饮子	五磨饮子 四磨饮子七情侵，人参乌药及槟沉；去参加入木香枳，五磨饮子白酒斟；六磨汤内加大黄，气滞便秘亦能医。

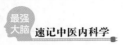

续表

证型	病机	治法	代表方药	方歌
				加减运用： 肝郁明显疏肝郁， 金铃郁金正和路； 心烦口苦乃化热， 栀子黄连清和胃； 气逆痰阻昏眩恶， 旋覆代赭陈皮茯； 日久成瘀胁刺痛， 血府逐瘀活化瘀。
虚证	脾胃阳虚	中阳不足，胃失和降，虚气上逆	温补脾胃止呃	理中丸加丁香、吴茱萸	理中丸 理中丸主温中阳， 甘草人参术干姜； 呕利腹痛阴寒盛， 或加附子总扶阳。
	胃阴不足	阴液不足，胃失濡养，气失和降	养胃生津 降逆止呃	益胃汤合橘皮竹茹汤	益胃汤 温病条辨益胃汤， 沙参麦地合成方； 玉竹冰糖同煎服， 温病须虑把津伤。 橘皮竹茹汤 哕逆因虚热气乘， 一参五草八姜胜； 枣枚三十二斤橘， 生竹青皮刮二升。 加减运用： 咽喉不利虚火旺， 知母芦根以养阴； 神疲乏力气阴虚， 党参西洋山药服。

丁香散（《古今医统大全》）

丁香3克　　　　柿蒂3克　　　　炙甘草1.5克
高良姜1.5克

竹叶石膏汤（《伤寒论》）

竹叶6克　　　　石膏50克　　　　半夏9克
麦冬20克　　　　人参6克　　　　炙甘草6克
粳米10克

五磨饮子（《医方考》）

木香6克　　　　沉香6克　　　　槟榔6克
枳实6克　　　　台乌药6克

理中丸（《伤寒论》）

人参9克　　　　干姜9克　　　　炙甘草9克
白术9克

益胃汤（《温病条辨》）

沙参9克　　　　麦冬15克　　　　冰糖3克
生地黄15克　　　玉竹4.5克

橘皮竹茹汤（《金匮要略》）

橘皮12克　　　　竹茹12克　　　　大枣5枚
生姜9克　　　　甘草6克　　　　人参3克

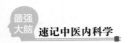

第五节　噎　膈

◎ **思维导图**

噎膈
- 痰气交阻 ——→ 启膈散
- 瘀血内结 ——→ 通幽汤
- 津亏热结 ——→ 沙参麦冬汤
- 气虚阳微 ——→ 补气运脾汤

◎ **方证总览**

方证串联 歌诀记忆	七个幽灵，深冬补运（七个叹气幽灵瘀血，深冬补运金匮阳痿）
联想	七个叹气的幽灵身有瘀血，在深冬季节补运《金匮要略》，结果导致阳痿
逐字拆解	七个——启膈散 叹气——痰气交阻 幽灵——通幽汤 深冬——沙参麦冬汤 补运——补气运脾汤 金匮——津亏热结 阳痿——气虚阳微
方证对应	痰气交阻——启膈散 瘀血内结——通幽汤 津亏热结——沙参麦冬汤 气虚阳微——补气运脾汤

◎ 辨证论治

证型	病机	治法	代表方药	方歌
痰气交阻	肝气郁结，痰湿交阻，胃气上逆	开郁化痰　润燥降气	启膈散	启膈散 启膈贝茯郁沙丹， 砂仁荷叶杵糠攀； 理气润燥化痰浊， 痰气交阻噎膈安。 加减运用： 嗳吐明显旋覆赭， 痰涎甚多二陈加； 心烦口干郁化火， 山豆栀子金果榄； 脾胃虚弱膈痞满， 木香顺气丸加服。
瘀血内结	蓄瘀留着，阻滞食道，通降失司，肌肤失养	破结行瘀　滋阴养血	通幽汤	通幽汤 通幽汤中二地俱， 桃仁红花归草濡； 升麻升清以降浊， 噎塞便秘此方需； 有加麻仁大黄者， 当归润肠汤名殊。 加减运用： 痰阻明显宜消癥， 水蛭棱莪穿山甲； 呕吐较甚痰涎多， 莱菔蛤粉半夏蒌； 呕吐赤汁化瘀血， 另服云南白药方； 服药即吐难下咽， 含化玉枢开降逆。
津亏热结	气郁化火，阴津枯竭，虚火上逆，胃失润降	滋阴清热	沙参麦冬汤	沙参麦冬汤 沙参麦冬扁豆桑， 玉竹花粉甘草襄； 肺胃阴虚燥象见， 胃嘈干咳最堪当。

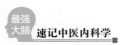

续表

证型	病机	治法	代表方药	方歌
		润燥生津		加减运用： 胃火偏盛清胃火， 栀子黄连宜加服； 肠腑失润大便干， 麻仁瓜蒌何首乌； 烦躁咽干难下咽， 竹叶石膏加大黄； 食道干涩口燥干， 可饮五汁以生津。
气虚阳微	脾肾阳虚，中阳衰微，温煦失职，气不化津	温补脾肾	补气运脾汤	补气运脾汤 补气运脾有四君， 黄芪陈皮砂仁群； 生姜大枣半夏曲， 运脾和胃此方论。 加减运用： 中阳不足痰凝阻， 理中姜汁竹沥加； 呕吐不止宜降逆， 旋覆代赭以和胃； 阳伤及阴口咽干， 石斛麦冬沙参服； 泛吐白沫温脾胃， 吴萸丁香豆蔻仁； 肾阳虚者右归丸， 或加附桂鹿苁蓉。

启膈散（《医学心悟》）

沙参9克　　　　丹参9克　　　　茯苓3克

川贝母（去心）4.5克　　　郁金1.5克

砂仁壳1.2克　荷叶蒂2克　杵头糠1.5克

通幽汤（《兰室秘藏》）

炙甘草0.3克　　　红花0.3克　　　　生地黄1.5克

熟地黄1.5克　　　升麻3克　　　　　桃仁泥3克

当归身3克

沙参麦冬汤（《温病条辨》）

沙参9克　　　　　玉竹6克　　　　　生甘草3克

冬桑叶4.5克　　　麦冬9克　　　　　生扁豆4.5克

天花粉4.5克

补气运脾汤（《证治准绳》）

人参6克　　　　　白术9克　　　　　橘红4.5克

茯苓4.5克　　　　砂仁2.4克　　　　黄芪（蜜炙）3克

甘草1.2克

第六节 腹痛

◎ 思维导图

- 腹痛
  - 实证
    - 肝郁气滞 ——→ 柴胡疏肝散
    - 湿热壅滞 ——→ 大承气汤
    - 瘀血内停 ——→ 少腹逐瘀汤
    - 饮食积滞 ——→ 枳实导滞丸
    - 寒邪内阻 ——→ 良附丸+正气天香散
  - 虚证 ——→ 中虚脏寒 ——→ 小建中汤

◎ 方证总览

方剂串联歌诀记忆	柴大少腹痛，指导小良正香
联想	柴家大少爷腹痛，也不忘指导仆人小良摆正香炉
逐字拆解	柴——柴胡疏肝散 大——大承气汤 少——少腹逐瘀汤 指导——枳实导滞丸 小——小建中汤 良——良附丸 正香——正气天香散
方证对应	实证： 肝郁气滞——柴胡疏肝散 湿热壅滞——大承气汤 瘀血内停——少腹逐瘀汤 饮食积滞——枳实导滞丸

续表

方证对应	虚证： 　中虚脏寒——小建中汤 　寒邪内阻——良附丸合正气天香散

◎ 辨证论治

证型	病机	治法	代表方药	方歌
实证 肝郁气滞	肝气郁结，气机不畅，疏泄失司	疏肝解郁　理气止痛	柴胡疏肝散	柴胡疏肝散 柴胡疏肝芍川芎， 陈皮枳壳草香附； 疏肝解郁兼理血， 胸肋疼痛皆能除。 加减运用： 气滞较重胸胁痛， 金铃郁金理气止； 痛引少腹睾丸者， 陈皮荔枝金铃子； 肝郁日久化热者， 丹皮栀子金铃子； 腹痛肠鸣气滞重， 痛泻要方理肝脾； 少腹绞痛寒疝者， 天台乌药散寒气。
湿热壅滞	湿热内结，气机壅滞，腑气不通	泄热通腑　行气导滞	大承气汤	大承气汤 大黄四两朴半斤， 枳五硝三急下云； 枳朴先熬黄后入， 去滓硝入火微熏。 加减运用： 燥热不甚便不爽， 栀子黄芩去芒硝；

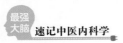

续表

证型	病机	治法	代表方药	方歌
				痛引两肋有瘀血， 郁金柴胡化瘀止； 腹痛拒按寒热来， 改用表里大柴胡。
瘀血内停	瘀血内停，气机阻滞，脉络不通	活血化瘀 和络止通	少腹逐瘀汤	少腹逐瘀汤 少腹逐瘀小茴香， 玄胡没药官桂姜； 归芎赤芍脂蒲黄， 经暗腹痛快煎尝。 加减运用： 术后腹痛跌打伤， 泽兰红花三七服； 瘀血日久发热者， 丹参丹皮不留行； 兼有寒象腹喜温， 茴香干姜肉桂温。
饮食积滞	食滞内停，运化失司，胃肠不和	消食导滞 理气止痛	枳实导滞丸	枳实导滞丸 枳实导滞首大黄， 芩连曲术茯苓勃； 泽泻蒸饼糊丸服， 湿热积滞力能攘。 加减运用： 腹痛胀满香厚朴， 自利去黄加二陈； 食滞不重腹痛轻， 保和消食兼导滞。
寒邪内阻	寒邪凝滞，中阳被遏，脉络痹阻	散寒温里	良附丸合正气天香散	良附丸 良姜香附等分研， 米汤姜汁加食盐； 合制为丸空腹服， 胸闷脘痛一并蠲。

续表

证型		病机	治法	代表方药	方歌
			理气止痛		正气天香散 正气天香紫苏陈， 香附乌药干姜攘； 温中散寒行气滞， 胎前产后此方安。 加减运用： 寒重痛甚附桂通， 腹冷吴黄茴香沉； 冷痛便秘附黄通， 夏感寒湿恶呕吐； 胸闷纳呆身重倦， 藿香苍术蔻朴夏。
虚证	中虚脏寒	中阳不振，气血不足，失于温养	温中补虚 缓急止痛	小建中汤	小建中汤 建中即是桂枝汤， 倍芍加饴绝妙方； 饴取一升六两芍， 悸烦腹痛有奇长。 加减运用： 脐中冷痛连少腹， 葫芦荜澄温肾止； 气血虚弱当归芪， 脾气不足四君子； 腹中大寒大建中， 腹痛下利理中汤； 大肠虚寒积冷便， 温阳通下温脾汤； 中气大虚懒言语， 补中益气汤补中。

柴胡疏肝散（《医学统旨》）

柴胡6克　　　　　陈皮6克　　　　　川芎5克

芍药5克　　　　枳壳5克　　　　香附5克

炙甘草3克

大承气汤（《伤寒论》）

大黄12克　　　厚朴24克　　　枳实12克

芒硝9克

少腹逐瘀汤（《医林改错》）

小茴香1.5克　　干姜3克　　　　延胡索3克

没药6克　　　　当归9克　　　　川芎6克

肉桂3克　　　　赤芍6克　　　　蒲黄9克

五灵脂6克

枳实导滞丸（《内外伤辨惑论》）

大黄9克　　　　枳实9克　　　　神曲9克

茯苓6克　　　　黄芩6克　　　　黄连6克

白术6克　　　　泽泻6克

小建中汤（《伤寒论》）

桂枝9克　　　　炙甘草6克　　　大枣6枚

芍药18克　　　生姜9克　　　　胶饴30克

良附丸（《良方集腋》）

高良姜9克　　　香附9克

正气天香散（《医学纲目》）

乌药60克　　　香附240克　　　陈皮30克

紫苏叶30克　　干姜30克

第七节　痢　疾

◎ 思维导图

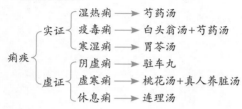

痢疾
- 实证
  - 湿热痢 ⟶ 芍药汤
  - 疫毒痢 ⟶ 白头翁汤+芍药汤
  - 寒湿痢 ⟶ 胃苓汤
- 虚证
  - 阴虚痢 ⟶ 驻车丸
  - 虚寒痢 ⟶ 桃花汤+真人养脏汤
  - 休息痢 ⟶ 连理汤

◎ 方证总览

方剂串联歌诀记忆	白头翁和芍药连理，为了得到真桃和驻车
联想	白头翁和芍药二人结为连理，只是为了得到真桃和驻车
逐字拆解	白头翁和芍药——白头翁汤合芍药汤 连理——连理汤 为了——胃苓汤 真桃——真人养脏汤合桃花汤 驻车——驻车丸
方证对应	实证： 　湿热痢——芍药汤 　疫毒痢——白头翁汤合芍药汤 　寒湿痢——胃苓汤 虚证： 　阴虚痢——驻车丸 　虚寒痢——桃花汤合真人养脏汤 　休息痢——连理汤

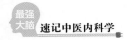
◎ 辨证论治

证型		病机	治法	代表方药	方歌
实证	湿热痢	湿热蕴结，熏灼肠道，气血壅滞	清热化湿解毒 调气行血导滞	芍药汤	*芍药汤* 芍药汤中用大黄，芩连归桂槟草香；清热燥湿调气血，里急腹痛自安康。 加减运用： 热重下痢白头翁，瘀热地榆桃赤皮；初起表证败毒散，食滞枳实导滞丸；表证已减痢尤在，香连丸以调清热。
	疫毒痢	疫邪热毒，壅盛肠道，熏灼气血	清热解毒 凉血止痢	白头翁汤合芍药汤	*白头翁汤* 三两黄连柏与秦，白头二两妙通神；病缘热利时思水，下重难通此药珍。 *芍药汤* 芍药汤中用大黄，芩连归桂槟草香；清热燥湿调气血，里急腹痛自安康。 加减运用： 食滞莱菔山楂枳，暑湿藿香荷佩兰；积滞急加大承气，高热神昏至宝丹；应急参附或独参，回阳救逆有奇功。

续表

证型		病机	治法	代表方药	方歌
	寒湿痢	寒湿客肠，气血凝滞，传导失司	温化寒湿 调气和血	胃苓汤	胃苓汤 平胃散+五苓散 加减运用： 白中兼赤芍药当， 寒湿气滞槟木姜； 表证未解祛外邪， 荆防败毒逆挽舟。
虚证	阴虚痢	阴虚湿热，肠络受损	养阴和营 清肠止痢	驻车丸	驻车丸 驻车丸治阴虚痢， 痢久不愈阴血伤； 黄连干姜归胶入， 虚坐努责腹痛康。 加减运用： 口干口渴养津液， 石斛沙参天花粉； 虚火旺盛鲜血下， 凉血止血兼清热； 黄秦白头清湿热， 丹皮槐赤凉止血。
	虚寒痢	脾肾阳虚，寒湿内生，阻滞肠腑	温补脾肾 收涩固脱	桃花汤合真人养脏汤	桃花汤 一斤粳米一斤脂， 脂半磨研法亦奇； 一两干姜同煮服， 少阴脓血是良规。 真人养脏汤 真人养脏诃粟壳， 肉蔻当归桂木香； 术芍参甘为涩剂， 脱肛久痢早煎尝。

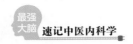

续表

证型	病机	治法	代表方药	方歌
				加减运用： 手足不温附子温， 脱肛下坠升麻芪； 亦可补中益气汤， 益气补中升举陷。
休息痢	病久正伤，邪恋肠腑，传导不利	温中清肠 调气化滞	连理汤	连理汤 黄连+理中丸 加减运用： 里急后重明显者， 槟榔木香枳实调。

芍药汤（《素问病机气宜保命集》）

芍药30克　　　当归15克　　　黄连15克

槟榔6克　　　　木香6克　　　　甘草6克

大黄9克　　　　黄芩15克　　　肉桂5克

白头翁汤（《伤寒论》）

白头翁15克　　黄柏9克　　　　黄连9克

秦皮9克

胃苓汤（《增补内经拾遗方论》）

苍术32克　　　陈皮20克　　　厚朴20克

炙甘草12克　　泽泻10克　　　猪苓6克

白术6克　　　　肉桂4克　　　　生姜3片

大枣2枚　　　　赤茯苓（去皮）6克

驻车丸（《外台秘要》）

黄连18克　　　干姜6克　　　　当归9克

阿胶9克

桃花汤（《伤寒论》）

赤石脂20克　　　干姜12克　　　粳米20克

真人养脏汤（《太平惠民和剂局方》）

人参6克　　　　白术6克　　　　当归6克

罂粟壳6克　　　木香3克　　　　白芍药12克

诃子皮9克　　　甘草6克　　　　肉桂6克

肉豆蔻8克

连理汤（《症因脉治》）

人参9克　　　　白术9克　　　　炙甘草9克

黄连6克　　　　干姜9克

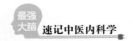

第八节 泄 泻

◎ **思维导图**

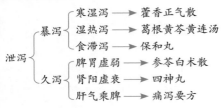

◎ **方证总览**

方剂串联 歌诀记忆	藿香和葛根亲脸，四神痛泻要参术
联想	藿香和葛根互相亲脸，四神痛泻要参苓白术散
逐字拆解	藿香——藿香正气散 和——保和丸 葛根亲脸——葛根黄芩黄连汤 四神——四神丸 痛泻要——痛泻要方 参术——参苓白术散
方证对应	暴泄： 　寒湿泻——藿香正气散 　湿热泻——葛根黄芩黄连汤 　食滞泻——保和丸 久泄： 　脾胃虚弱——参苓白术散

续表

方证对应	肾阳虚衰——四神丸 肝气乘脾——痛泻要方 （该病方证对应较简单，记住方药即可以方推证）

◎ **辨证论治**

证型		病机	治法	代表方药	方歌
暴泻	寒湿泻	寒湿内盛，脾失健运，清浊不分	芳香化湿　疏表散寒	藿香正气散	藿香正气散 藿香正气大腹苏，甘桔陈苓术朴俱；夏曲白芷加姜枣，感伤岚瘴并能驱。 加减运用： 表邪较重周身痛，荆芥防风散风寒；湿邪偏盛利化湿，胃苓健脾利淡渗。
	湿热泻	湿热壅滞，损伤脾胃，传化失常	清热利湿	葛根黄芩黄连汤	葛根黄芩黄连汤 葛根黄芩黄连汤，再加甘草共煎尝；邪陷阳明成热痢，清里解表保安康。 加减运用： 病情较轻六一散，湿重平胃燥湿宽；夹食宜加神麦楂，暑湿黄连香薷饮；湿热偏重身烦热，薄荷荷叶清豆卷。

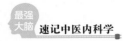

续表

证型		病机	治法	代表方药	方歌
	食滞泻	宿食内停，阻滞肠胃，传化失司	消食导滞	保和丸	保和丸 保和神曲与山楂，苓夏陈翘莱子加；炊饼为丸白汤下，消食和胃效堪夸。 加减运用： 食滞大黄槟榔枳，化热黄连栀子服；呕吐甚者宜降逆，生姜竹茹刀豆子。
久泻	脾胃虚弱	脾虚失运，清浊不分	健脾益气 渗湿止泻	参苓白术散	参苓白术散 参苓白术扁豆跟，山药甘草砂薏仁；桔梗上浮兼保肺，枣汤调服益脾神。 加减运用： 阳虚附子理中丸，脱肛补中益气汤；升阳化湿苍防芄，湿热未尽益胃汤。
	肾阳虚衰	命门火衰，脾失温煦	温肾健脾 涩肠止泻	四神丸	四神丸 四神骨脂与吴萸，肉蔻五味四般齐；大枣生姜同煎合，五更肾泻最相宜。 加减运用： 肾虚明显加桂加，脾阳不足干莲芡；内寒腹痛川茴香，频频五倍石榴梅；年老体衰芪术参，滑脱桃花真人养。

续表

证型	病机	治法	代表方药	方歌
肝气乘脾	肝气不舒，横逆犯胃，脾失健运	抑肝扶脾	痛泻要方	痛泻要方 痛泻要方用陈皮，术芍防风共成剂；肠鸣泄泻腹又痛，治在泻肝与实脾。 加减运用： 肝体过虚枸杞归，肝用不足柴青蒿；脾虚山药扁豆苓，胃纳不和半夏香；肝泻日久宜化瘀，血府逐瘀功效佳。

藿香正气散（《太平惠民和剂局方》）

大腹皮3克　　　白芷3克　　　紫苏3克
茯苓3克　　　　半夏曲6克　　白术6克
陈皮6克　　　　厚朴6克　　　苦桔梗6克
藿香9克　　　　炙甘草6克　　生姜3片
大枣1枚

葛根黄芩黄连汤（《伤寒论》）

葛根15克　　　　炙甘草6克　　黄芩9克
黄连9克

保和丸（《丹溪心法》）

山楂18克　　　　六神曲6克　　半夏9克
茯苓9克　　　　陈皮3克　　　连翘3克
莱菔子3克

参苓白术散（《太平惠民和剂局方》）

莲子肉9克　　　薏苡仁9克　　砂仁6克

桔梗6克	白扁豆12克	白茯苓15克
人参15克	甘草10克	白术15克
山药15克	大枣3枚	

四神丸（《证治准绳》）

| 肉豆蔻6克 | 补骨脂12克 | 五味子6克 |
| 吴茱萸3克 | 生姜6克 | 大枣10枚 |

痛泻要方（《丹溪心法》）

| 炒白术9克 | 炒芍药6克 | 炒陈皮4.5克 |
| 防风3克 | | |

第九节 便 秘

◎ 思维导图

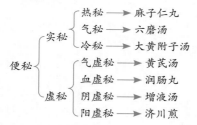

便秘
- 实秘
  - 热秘 —— 麻子仁丸
  - 气秘 —— 六磨汤
  - 冷秘 —— 大黄附子汤
- 虚秘
  - 气虚秘 —— 黄芪汤
  - 血虚秘 —— 润肠丸
  - 阴虚秘 —— 增液汤
  - 阳虚秘 —— 济川煎

◎ 方证总览

方证串联 歌诀记忆	麻子附子经过六次打磨，其实只是为了增液济川润肠
联想	麻子和附子要经过六次的打磨，其实只是为了增加液体，济川润肠
逐字拆解	麻子——麻子仁丸 附子——大黄附子汤 六次打磨——六磨汤 其——黄芪汤 增液——增液汤 济川——济川煎 润肠——润肠丸
方证对应	实秘： 热秘——麻子仁丸 气秘——六磨汤 冷秘——大黄附子汤

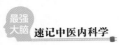

续表

方证对应	虚秘： 　气虚秘——黄芪汤 　血虚秘——润肠丸 　阴虚秘——增液汤 　阳虚秘——济川煎

◎ **辨证论治**

证型		病机	治法	代表方药	方歌
实秘	热秘	肠腑燥热，津伤便结	泻热导滞　润肠通便	麻子仁丸	*麻子仁丸* 麻子仁丸治脾约， 大黄枳朴杏仁芍； 胃热津枯便难解， 润肠通便功效高。 *加减运用：* 大便干结加芒硝， 郁怒伤肝更衣丸； 口干舌燥地玄冬， 肺热气逆大肠热， 瓜蒌黄芩苏子清。
	气秘	肝脾气滞，腑气不通	顺气导滞　降逆通便	六磨汤	*六磨汤* 四磨饮子七情侵， 人参乌药及槟沉； 去参加入木香枳， 五磨饮子白酒斟； 六磨汤内加大黄， 气滞便秘亦能医。 *加减运用：* 七情郁结腹胀痛， 柴胡白芍厚朴下； 气郁化火舌苔红， 栀子芦荟清肝火；

续表

证型		病机	治法	代表方药	方歌
					痰湿粪软黏不畅，皂角葶苈泽泻同；跌扑术后气滞瘀，桃仁红花赤芍服。
	冷秘	阴寒内盛，凝滞胃肠	温里散寒 通便止痛	大黄附子汤	大黄附子汤 大黄、附子、细辛 加减运用：胀痛明显枳朴香，心腹绞痛备急丸；腹部冷痛手足冷，高良花椒小茴香。
虚秘	气虚秘	脾肺气虚，传送无力	补脾益肺 润肠通便	黄芪汤	黄芪汤 生芪赤芍丹皮桔，大黄瓜蒌鱼腥草；气虚便秘亦可用，补气健脾润肠通。 加减运用：腹部坠胀补中气，合用补中益气汤；肢酸腰痛大补元，气短懒言生脉散；痞满纳呆扁薏砂，或重白术以健脾。
	血虚秘	血液亏虚，肠道失荣	养血滋阴 润燥通便	润肠丸	润肠丸 润肠丸中用大黄，归羌桃仁麻子仁；风热血燥致便秘，活血祛风润肠通。 加减运用：大便干结如羊屎，蜂蜜柏子黑芝麻；

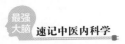

续表

证型	病机	治法	代表方药	方歌
				眩晕熟地阿首乌，气虚黄芪人参补；阴虚手足心有热，知母玄参以养阴。
阴虚秘	阴津不足，肠失濡润	滋阴增液 润肠通便	增液汤	*增液汤* 增液玄参与地冬，热病津枯便不通；补药之体作泻剂，但非重用不为功。 *加减运用：* 胃阴不足益胃汤，芍药知母助养阴；肾阴不足六味丸，阴亏燥结承气汤。
阳虚秘	阳气虚衰，阴寒凝结	补肾温阳 润肠通便	济川煎	*济川煎* 济川苁蓉归牛膝，枳壳升麻泽泻使；温肾益精润通便，肾虚精亏便秘宜。 *加减运用：* 神疲纳差芪术参，腹中冷痛白芍桂；老人虚冷常便秘，合用半硫功效佳。

麻子仁丸（《伤寒论》）

火麻仁20克　　芍药9克　　　　枳实9克

大黄12克　　　厚朴9克　　　　杏仁10克

六磨汤（《世医得效方》）

大槟榔6克　　　沉香6克　　　　木香6克

乌药6克　　　　枳壳6克　　　大黄6克

大黄附子汤（《金匮要略》）

大黄9克　　　　炮附子12克　　细辛3克

黄芪汤（《金匮翼》）

黄芪15克　　　赤芍9克　　　牡丹皮6克
桔梗6克　　　　瓜蒌9克　　　鱼腥草30克
大黄（后下）9克

润肠丸（《脾胃论》）

桃仁40克　　　羌活20克　　　大黄20克
当归20克　　　火麻仁50克

增液汤（《温病条辨》）

玄参30克　　　麦冬24克　　　生地黄24克

济川煎（《景岳全书》）

当归9~15克　　牛膝6克　　　肉苁蓉6~9克
泽泻4.5克　　　升麻1.5~3克　枳壳3克

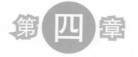

肝胆病证

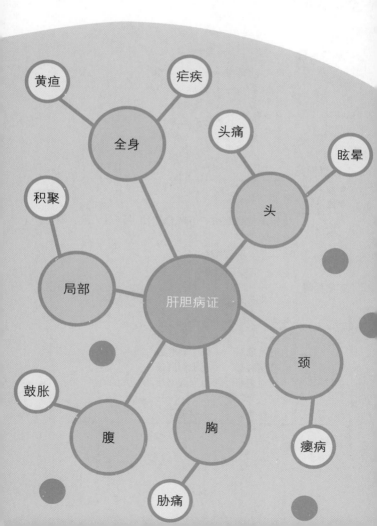

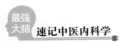

第一节 胁 痛

◎ **思维导图**

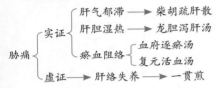

◎ **方证总览**

方剂串联歌诀记忆	柴龙一血，复活
联想	柴龙玩英雄联盟，开局拿了第一滴血，敌方原地复活
逐字拆解	柴——柴胡疏肝散 龙——龙胆泻肝汤 一——一贯煎 血——血府逐瘀汤 复活——复元活血汤
方证对应	实证： 　肝气郁滞——柴胡疏肝散 　肝胆湿热——龙胆泻肝汤 　瘀血阻络——血府逐瘀汤或复元活血汤 虚证： 　肝络失养——一贯煎

◎ 辨证论治

证型		病机	治法	代表方药	方歌
实证	肝气郁滞	肝失条达，气机郁滞，络脉失和	疏肝理气 柔肝止痛	柴胡疏肝散	柴胡疏肝散 柴胡疏肝芍川芎，陈皮枳壳草香附；疏肝解郁兼理血，胸胁疼痛皆能除。 加减运用： 胁痛青皮延胡索，横逆犯脾逍遥丸；化火舌红烦易怒，去芎加栀丹芩枯；伤津枸菊乌参麻，胃失降姜旋二陈；气滞兼见血瘀者，丹皮赤归郁索灵。
	肝胆湿热	湿热蕴结，肝胆失疏，络脉失和	疏肝利胆 清热利湿	龙胆泻肝汤	龙胆泻肝汤 龙胆泻肝栀芩柴，生地车前泽泻偕；木通甘草当归合，肝经湿热力能排。 加减运用： 黄疸茵陈黄柏加，胃肠积热大黄硝；湿热金钱沙郁楝，胸痛吐蛔乌梅丸。
	瘀血阻络	瘀血停滞，肝络痹阻	活血祛瘀	血府逐瘀汤或复元活血汤	血府逐瘀汤 血府当归生地桃，红花甘草壳赤芍；柴胡川芎桔牛膝，血化下行不作劳。

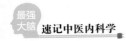
续表

证型	病机	治法	代表方药	方歌
		通络止痛		*复元活血汤* 复元活血汤柴胡， 蒌根当归山甲俱； 桃仁红花大黄草， 损伤瘀血酒煎去。 *加减运用：* 跌倒胁痛川酒蒌， 胁下癥块棱莪蘆。
虚证	肝肾阴亏，精血亏耗，肝络失养	养阴柔肝　理气止痛	一贯煎	*一贯煎* 一贯煎中用地黄， 沙参杞子麦冬襄； 当归川楝水煎服， 阴虚肝郁是妙方。 *加减运用：* 阴亏过盛舌红干， 石斛玄参天冬滋； 心神不宁烦不寐， 酸枣栀子合欢皮； 肝肾阴虚头目眩， 菊花熟地女贞子； 阴虚火旺配知母， 黄柏地骨虚热除。

柴胡疏肝散（《医学统旨》）

柴胡6克　　　　陈皮6克　　　　川芎5克

芍药5克　　　　枳壳5克　　　　香附5克

炙甘草3克

龙胆泻肝汤（《医方集解》）

龙胆草6克　　　栀子9克　　　　黄芩9克

泽泻12克　　　　木通9克　　　　车前子9克

当归3克　　　　生地黄9克　　　　柴胡6克

生甘草6克

血府逐瘀汤（《医林改错》）

桃仁12克　　　　红花9克　　　　当归9克

生地黄9克　　　　川芎4.5克　　　赤芍6克

牛膝9克　　　　桔梗4.5克　　　柴胡3克

枳壳6克　　　　甘草6克

复元活血汤（《医学发明》）

柴胡15克　　　　瓜蒌根9克　　　当归各9克

红花6克　　　　甘草6克　　　　穿山甲6克

大黄18克　　　　桃仁15克

一贯煎（《续名医类案》）

北沙参10克　　　麦冬10克　　　当归10克

生地黄18克　　　枸杞子9克　　　川楝子6克

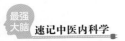

第二节　黄　疸

◎ 思维导图

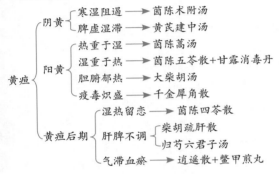

◎ 方证总览

方证串联 歌诀记忆	因陈五喝甘露，黄建陈术打柴捡犀角。热重湿？湿重热？脾虚湿滞寒湿阻，胆腑郁热疫毒炽。黄疸后期湿热陈四苓，柑皮柴疏归六君，气滞逍遥散鳖甲
联想	因为陈五他要喝甘露，所以黄建和陈术二人上山打柴，却捡到价值千金的犀角。二人对于这犀角是治疗热更重还是湿更重展开了激烈的讨论，黄建认为它擅长治脾虚湿滞、寒湿阻遏的湿重型，而陈术认为它擅长治胆腑郁热、疫毒炽盛的热重型。黄色的鸡蛋后期湿了，重量沉了40斤，柑皮才熟就贵了6斤，弃置的逍遥散别加进药里

续表

逐字拆解	因陈五喝甘露——茵陈五苓散合甘露消毒丹 黄建——黄芪建中汤 陈术——茵陈术附汤 打柴——大柴胡汤 价值千金的犀角——千金犀角散 热重湿——热重于湿 湿重热——湿重于热 脾虚湿滞寒湿阻——脾虚湿滞、寒湿阻遏 胆腑郁热疫毒炽——胆腑郁热、疫毒炽盛 湿热——湿热留恋 陈四苓——茵陈四苓散 柑皮——肝脾不调 柴疏——柴胡疏肝散 归六君——归芍六君子汤 气滞——气滞血瘀 鳖甲——鳖甲煎丸
方证对应	阴黄： 　寒湿阻遏——茵陈术附汤 　脾虚湿滞——黄芪建中汤 阳黄： 　热重于湿——茵陈蒿汤 　湿重于热——茵陈五苓散合甘露消毒丹 　胆腑郁热——大柴胡汤 　疫毒炽盛——千金犀角散 黄疸后期： 　湿热留恋——茵陈四苓散 　肝脾不和——柴胡疏肝散或归芍六君子汤 　气滞血瘀——逍遥散合鳖甲煎丸

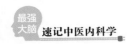
◎ 辨证论治

证型		病机	治法	代表方药	方歌
阴黄	寒湿阻遏	中阳不振，寒湿滞留，肝胆失疏	温中化湿 健脾和胃	茵陈术附汤	*茵陈术附汤* 医学心悟茵术附， 干姜甘草肉桂辅； 健脾和胃温寒湿， 阴黄此方病可除。 加减运用： 湿邪较重泽猪茯， 脾虚黄芪山薏苡； 腹胀苍朴二陈除， 湿浊不清硝矾散； 胁腹胀痛疏肝气， 柴胡香郁金铃子。
	脾虚湿滞	黄疸日久，脾虚血亏，湿滞残留	健脾养血 利湿退黄	黄芪建中汤	*黄芪建中汤* 小建汤加两半芪， 诸虚里急治无遗； 急当甘缓虚当补， 愈信长沙百世师。 加减运用： 气虚乏力芪党参， 畏寒肢冷附子温， 心悸地乌酸枣仁。
阳黄	热重于湿	湿热熏蒸，困遏脾胃，壅滞肝胆，胆汁泛溢	清热通腑 利湿退黄	茵陈蒿汤	*茵陈蒿汤* 二两大黄十四栀， 茵陈六两早煎宜； 身黄尿短腹微满， 解自前阴法最奇。 加减运用： 湿热较甚苓滑车， 心中懊恼龙黄连； 热毒内蕴清热毒， 黄柏连翘土茯苓；

续表

证型	病机	治法	代表方药	方歌
				胁痛疏肝兼止痛，柴胡郁楝延胡索；呕吐二陈竹茹止，砂阻郁金鸡内钱。
湿重于热	湿遏热伏，困阻中焦，胆汁不循常道	利湿化浊运脾　佐以清热	茵陈五苓散合甘露消毒丹	茵陈五苓散 茵陈+五苓散 甘露消毒丹 甘露消毒蔻藿香，茵陈滑石木通菖；芩翘贝母射干薄，湿热时疫是主方。 加减运用： 湿阻气机呕纳差，苍术厚朴半夏加。
胆腑郁热	湿热砂石郁滞，脾胃不和，肝胆失疏	疏肝泄热　利胆退黄	大柴胡汤	大柴胡汤 八柴四枳五生姜，芩芍三两二大黄；半夏半升十二枣，少阳实证下之良。 加减运用： 砂石阻滞利胆石，金钱海沙玄明粉；恶心呕吐降胃逆，厚朴陈皮与竹茹。
疫毒炽盛（急黄）	湿热疫毒炽盛，深入营血，内陷心肝	清热解毒	千金犀角散	千金犀角散 犀角散内用黄连，升麻山栀茵陈全；清热解毒开机窍，急黄危重此方先。

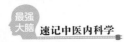
续表

证型		病机	治法	代表方药	方歌
			凉血开窍		加减运用： 衄血便血与瘀斑， 地榆柏叶紫根炭； 腹大有水尿短少， 木通白茅鞭车前； 大便不通腹满通， 大黄枳实槟榔行； 动风抽搐钩藤决， 另加紫雪羚角粉； 神昏谵语凉开窍， 安宫牛黄丸可服。
黄疸后期	湿热留恋	湿热留恋，余邪未清	利湿清热 以清余邪	茵陈四苓散	茵陈四苓散 茵陈+四苓散
	肝脾不调	肝脾不调，疏运失职	调和肝脾 理气助运	柴胡疏肝散或归芍六君子汤	柴胡疏肝散 柴胡疏肝芍川芎， 陈皮枳壳草香附； 疏肝解郁兼理血， 协助疼痛皆能除。 归芍六君子汤 四君子汤+半夏、 陈皮、当归、芍药
	气滞血瘀	气滞血瘀，积块留着	疏肝理气	逍遥散合鳖甲煎丸	逍遥散 逍遥散用归芍柴， 术苓甘草加姜薄； 疏肝养血兼理脾， 若加丹栀热能排。

续表

证型	病机	治法	代表方药	方歌
		活血化瘀		鳖甲煎丸 鳖甲煎丸疟母方， 鳖䗪鼠妇及蜣螂； 蜂巢石韦人参射， 桂朴紫葳丹芍姜； 瞿麦柴芩胶半夏， 桃仁葶苈和硝黄； 疟疾日久胁下痛， 癥消积化保安康。

茵陈术附汤（《医学心悟》）

茵陈3克	白术6克	附子1.5克
干姜1.5克	炙甘草3克	肉桂1克

黄芪建中汤（《金匮要略》）

黄芪5克	桂枝9克	芍药18克
炙甘草6克	生姜9克	大枣6枚
饴糖30克		

茵陈蒿汤（《伤寒论》）

茵陈18克	栀子12克	大黄6克

茵陈五苓散（《金匮要略》）

茵陈末4克	五苓散2克

五苓散（《伤寒论》）

猪苓9克	泽泻15克	白术9克
茯苓9克	桂枝6克	

甘露消毒丹（《医效秘传》）

飞滑石15克	黄芩10克	茵陈11克
石菖蒲6克	川贝母5克	木通5克

藿香4克　　　　连翘4克　　　　白豆蔻4克

薄荷4克　　　　射干4克

大柴胡汤（《金匮要略》）

柴胡24克　　　　黄芩9克　　　　芍药9克

半夏9克　　　　枳实9克　　　　生姜15克

大枣4枚　　　　大黄6克

千金犀角散（《备急千金要方》）

犀角（水牛角代）30克　　　　黄连6克

栀子9克　　　　茵陈30克　　　　升麻12克

茵陈四苓散（《丹溪心法》）

茵陈30克　　　　白术12克　　　　猪苓9克

茯苓9克　　　　泽泻12克

柴胡疏肝散（《景岳全书》）

柴胡6克　　　　芍药5克　　　　川芎5克

枳壳5克　　　　陈皮6克　　　　炙甘草1.5克

香附5克

归芍六君子汤（《笔花医镜》）

当归身6克　　　　白芍6克　　　　人参4.5克

白术4.5克　　　　茯苓4.5克　　　　陈皮3克

半夏3克　　　　炙甘草1.5克

逍遥散（《太平惠民和剂局方》）

柴胡10克　　　　当归10克　　　　芍药10克

白术10克　　　　茯苓10克　　　　炙甘草5克

煨生姜3克　　　　薄荷3克

鳖甲煎丸（《金匮要略》）

鳖甲90克　　　　射干22.5克　　　　黄芩22.5克

柴胡45克　　　　鼠妇22.5克　　　　干姜22.5克

大黄22.5克　　　　芍药37.5克　　　　桂枝22.5克

葶苈7.5克　　　石韦22.5克　　　厚朴22.5克

牡丹37.5克　　　瞿麦15克　　　紫葳22.5克

半夏7.5克　　　人参7.5克　　　䗪虫37.5克

阿胶37.5克　　　蜂巢30克　　　赤硝90克

桃仁15克　　　蜣螂45克

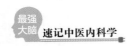

第三节 积 聚

◎ 思维导图

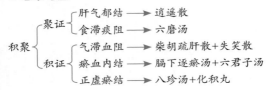

积聚
- 聚证
  - 肝气郁结 ——→ 逍遥散
  - 食滞痰阻 ——→ 六磨汤
- 积证
  - 气滞血阻 ——→ 柴胡疏肝散＋失笑散
  - 瘀血内结 ——→ 膈下逐瘀汤＋六君子汤
  - 正虚瘀结 ——→ 八珍汤＋化积丸

◎ 方证总览

方证串联歌诀记忆	李逍遥大战六魔，柴胡笑阁下六君子八卦和滑稽
联想	李逍遥大战六个魔鬼，柴胡（人名）取笑阁下的六君子生性八卦和滑稽
逐字拆解	逍遥——逍遥散 六魔——六磨汤 柴胡——柴胡疏肝散 笑——失笑散 阁下——膈下逐瘀汤 六君子——六君子汤 八——八珍汤 滑稽——化积丸
方证对应	聚证： 　　肝气郁结——逍遥散 　　食滞痰阻——六磨汤 积证： 　　气滞血阻——柴胡疏肝散合失笑散 　　瘀血内结——膈下逐瘀汤合六君子汤 　　正虚瘀结——八珍汤合化积丸

◎ 辨证论治

证型		病机	治法	代表方药	方歌
聚证	肝气郁结	肝失疏泄，气结成块	疏肝解郁　行气消聚	逍遥散	逍遥散 逍遥散用归芍柴， 术苓甘草加姜薄； 疏肝养血兼理脾， 若见丹栀热能排。 加减运用： 瘀象延胡莪术化， 热象左金泻肝热； 寒湿中阻脘腹痞， 木香顺气散行之。
	食滞痰阻	虫积、食滞、痰浊交阻，气聚不散，结而成块	理气化痰　导滞通腑	六磨汤	六磨汤 四磨饮子七情侵， 人参乌药及槟沉； 去参加入木香枳， 五磨饮子白酒斟； 六磨汤内加大黄， 气滞便秘亦能医。 加减运用： 痰浊中阻二陈姜， 兼有食滞苍术朴； 脾虚纳差党术麦， 蛔虫聚集乌梅丸。
积证	气滞血阻	气滞血瘀，脉络不和，结而成块	理气活血　消积散瘀	柴胡疏肝散合失笑散	柴胡疏肝散 柴胡疏肝芍川芎， 陈皮枳壳草香附； 疏肝解郁兼理血， 胸肋疼痛皆能除。 失笑散 失笑灵脂蒲黄同， 等量为散醋冲；

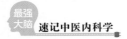
续表

证型	病机	治法	代表方药	方歌
				瘀滞心腹时作痛，祛瘀止痛有奇功。 加减运用： 烦热口干丹栀芩，气滞寒象肉归吴。
瘀血内结	瘀结不消，正气渐损，脾运不健	祛瘀软坚 兼调脾胃	膈下逐瘀汤合六君子汤	膈下逐瘀汤 膈下逐瘀桃牡丹，红花枳壳草赤芍；归芎香脂索乌药，行气活血阻隔消。 六君子汤 四君子汤中和义，参术茯苓甘草比；益以夏陈名六君，祛痰补气气虚饵；除却半夏名异功，或加香砂气滞使。 加减运用： 痛甚五灵佛手延，痰瘀白芥半夏苍。
正虚瘀结	癥积日久，中虚失运，气血衰少	补益气血 化瘀消积	八珍汤合化积丸	八珍汤 四君子汤+四物汤 化积丸 化积丸将癥积攻，阿魏海石生莪棱；香附雄黄槟榔片，苏木瓦楞及五灵。 加减运用： 阴伤生地玄枸斛，出血丹皮白茜七；畏寒肢肿舌淡白，黄芪附子桂泽泻。

逍遥散（《太平惠民和剂局方》）

柴胡9克	当归9克	芍药9克
白术9克	茯苓9克	炙甘草4.5克
生姜3片	薄荷6克	

六磨汤（《世医得效方》）

| 大槟榔6克 | 沉香6克 | 木香6克 |
| 乌药6克 | 枳壳6克 | 大黄6克 |

柴胡疏肝散（《医学统旨》）

柴胡6克	陈皮6克	川芎5克
芍药5克	枳壳5克	香附5克
炙甘草3克		

失笑散（《太平惠民和剂局方》）

| 五灵脂6克 | 蒲黄6克 |

膈下逐瘀汤（《医林改错》）

五灵脂6克	当归9克	川芎6克
桃仁9克	牡丹皮6克	赤芍6克
乌药6克	延胡索3克	甘草9克
香附4.5克	红花9克	枳壳4.5克

六君子汤（《医学正传》）

| 人参9克 | 白术9克 | 茯苓9克 |
| 炙甘草6克 | 陈皮3克 | 半夏4.5克 |

八珍汤（《正体类要》）

人参10克	白术10克	白茯苓10克
当归10克	川芎10克	白芍10克
熟地黄10克	炙甘草5克	生姜3片
大枣3枚		

化积丸（《杂病源流犀烛》）

| 三棱10克 | 莪术10克 | 阿魏8克 |

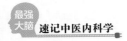

海浮石5克　　　香附15克　　　雄黄5克

槟榔10克　　　苏木10克　　　瓦楞子5克

五灵脂5克

第四节　鼓　胀

◎ 思维导图

气滞湿阻 ——→ 柴胡疏肝散+胃苓汤
瘀结水留 ——→ 调营饮
寒水困脾 ——→ 实脾饮
鼓胀 ⎰ 水热蕴结 ——→ 中满分消丸+茵陈蒿汤
阳虚水盛 ⎰ 附子理苓汤
　　　　　　济生肾气丸
阴虚水停 ——→ 六味地黄丸+一贯煎

◎ 方证总览

方证串联 歌诀记忆	气柴胡（人名）为了于韩式批（比赛名）中赢得胜利，热熨陈蒿满分。杨福玲（人名）既胜，阴六罐
联想	我们都很生气，柴胡为了在韩式批中获胜，热熨陈蒿得了满分。杨福玲赢了，就阴了她六罐（东西）
逐字拆解	气——气滞湿阻 柴胡——柴胡疏肝散 为了——胃苓汤 于——瘀结水留 韩——寒水困脾 式批——实脾饮 赢——调营饮 热熨——水热蕴结 陈蒿满分——中满分消丸合茵陈蒿汤 杨——阳虚水盛 福玲既胜——附子理苓汤或济生肾气丸

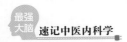
续表

逐字拆解	阴——阴虚水停 六罐——六味地黄丸合一贯煎
方证对应	气滞湿阻——柴胡疏肝散合胃苓汤 瘀结水留——调营饮 寒水困脾——实脾饮 水热蕴结——中满分消丸合茵陈蒿汤 阳虚水盛——附子理苓汤或济生肾气丸 阴虚水停——六味地黄丸合一贯煎 （该病证型多带"水"字，记忆时把握此要点即可展开联想）

◎ 辨证论治

证型	病机	治法	代表方药	方歌
气滞湿阻	肝郁气滞，脾运不健，湿浊中阻	疏肝理气 运脾利湿	柴胡疏肝散合胃苓汤	柴胡疏肝散 柴胡疏肝芍川芎， 陈皮枳壳草香附； 疏肝解郁兼理血， 胸胁疼痛皆能除。 胃苓汤 平胃散+五苓散 加减运用： 气滞佛手沉木香， 尿少砂车泽腹皮； 神倦党附干姜椒， 胁痛延胡莪术丹。
瘀结水留	肝脾郁结，络脉滞涩，水气停留	活血化瘀 行气利水	调营饮	调营饮 调营饮用元胡陈， 芎芍莪黄当归身； 瞿葶腹苓槟桑白， 辛芷桂草姜枣斟。

续表

证型	病机	治法	代表方药	方歌
				加减运用： 胁下癥积穿鳖牡， 或配鳖甲煎完服； 瘀血内停䗪虫丸， 大便色黑三茜柏。
寒水困脾	湿邪困遏，脾阳不振，寒水内停	温中健脾　行气利水	实脾饮	实脾饮 实脾苓术与木瓜， 附草木香大腹加； 草果二姜兼厚朴， 虚寒阴水效堪夸。 加减运用： 浮肿猪桂车前子， 胸闷葶苈苏半夏； 胁胀郁金青香仁， 脘闷党参芪山泽。
水热蕴结	湿热壅盛，蕴结中焦，浊水内停	清热利湿　攻下逐水	中满分消丸合茵陈蒿汤	中满分消丸 中满分消砂朴姜， 芩连夏陈知泽襄； 二苓参术姜黄草， 枳实为丸效力彰。 茵陈蒿汤 二两大黄十四栀， 茵陈六两早煎宜； 身黄尿短腹微满， 解自前阴法最奇。 加减运用： 热甚连翘半边龙， 小便不利葫蟋蟀； 腹部胀急大便干， 舟车行气以逐水。

续表

证型	病机	治法	代表方药	方歌
阳虚水盛	脾肾阳虚，不能温运，水湿内聚	温补脾肾　化气利水	附子理苓汤或济生肾气丸	附子理苓汤 附子理苓温脾肾， 干姜甘草与人参； 白术二苓泽肉桂， 行气利水效堪神。 济生肾气丸 肾气丸主肾阳虚， 干地山药与山萸， 苓泽丹皮加桂附， 水中生火在温煦； 济生加入车牛膝， 道调水道肿胀去。 加减运用： 脾虚黄芪山扁苡， 肾虚肉桂仙茅加。
阴虚水停	肝肾阴虚，津液失布，水湿内停	滋肾柔肝　养阴利水	六味地黄丸合一贯煎	六味地黄丸 六味地黄山药萸， 泽泻苓丹三泻侣； 三阴并补重滋肾， 肾阴不足效可居。 一贯煎 一贯煎中用地黄， 沙参杞子麦冬襄； 当归川楝水煎服， 阴虚肝郁是妙方。 加减运用： 津伤口干斛玄芦， 血瘀丹参益母草； 腹胀枳壳大腹皮， 潮热薇栀地骨皮；

续表

证型	病机	治法	代表方药	方歌
				出血茅根仙鹤藕， 阴虚阳浮龟鳖牡； 湿热留恋清湿热， 知母黄柏六一散。

柴胡疏肝散（《医学统旨》）

柴胡6克	陈皮6克	川芎5克
芍药5克	枳壳5克	香附5克
炙甘草3克		

胃苓汤（《增补内经拾遗方论》）

苍术32克	陈皮20克	厚朴20克
炙甘草12克	泽泻10克	猪苓6克
白术6克	肉桂4克	生姜3片
大枣2枚	赤茯苓（去皮）6克	

调营饮（《证治准绳》名调荣饮）

赤芍4克	川芎4克	当归身4克
莪术4克	延胡索4克	槟榔4克
瞿麦4克	葶苈子4克	桑白皮4克
陈皮4克	大黄6克	大腹皮4克
赤茯苓4克	细辛2克	肉桂2克
甘草2克	白芷4克	生姜3片
大枣3枚		

实脾饮（《济生方》）

厚朴6克	白术6克	茯苓6克
木香6克	草果仁6克	大腹皮6克
熟附子6克	木瓜6克	甘草3克

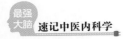

干姜3克　　　　大枣3枚　　　　生姜5片

中满分消丸（《中华人民共和国卫生部药品标准》）

党参24克　　　白术24克　　　茯苓96克

甘草24克　　　陈皮96克　　　半夏24克

砂仁24克　　　枳实96克　　　厚朴48克

猪苓96克　　　泽泻24克　　　黄芩96克

黄连12克　　　知母48克　　　姜黄96克

茵陈蒿汤（《伤寒论》）

茵陈18克　　　栀子12克　　　大黄6克

附子理苓汤（《内经拾遗》）

附子18克　　　干姜12克　　　炙甘草6克

人参12克　　　猪苓12克　　　赤茯苓12克

泽泻12克　　　肉桂12克　　　白术（炒）12克

济生肾气丸（《中国药典》）

熟地黄160克　　山茱萸80克　　牡丹皮60克

山药80克　　　茯苓120克　　　泽泻60克

肉桂20克　　　附子20克　　　牛膝40克

车前子40克

六味地黄丸（《小儿药证直诀》）

熟地黄24克　　山茱萸12克　　干山药12克

泽泻9克　　　　牡丹皮9克　　　茯苓9克

一贯煎（《续名医类案》）

北沙参9克　　　麦冬9克　　　当归身9克

生地黄18克　　枸杞子9克　　　川楝子6克

第五节 眩 晕

◎ 思维导图

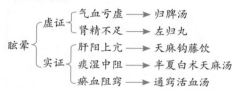

眩晕
- 虚证
  - 气血亏虚 → 归脾汤
  - 肾精不足 → 左归丸
- 实证
  - 肝阳上亢 → 天麻钩藤饮
  - 痰湿中阻 → 半夏白术天麻汤
  - 瘀血阻窍 → 通窍活血汤

◎ 方证总览

方证串联歌诀记忆	刚看气血盛，天堂归脾左，谈语半天通窍
联想	刚才看他还气血旺盛，转眼就升天了，这让我半天才说出话来
逐字拆解	刚看——肝阳上亢 气血——气血亏虚 盛——肾精不足 天堂——天麻钩藤饮 归脾——归脾汤 左——左归丸 谈——痰浊阻窍 语——瘀血阻窍 半天——半夏天麻汤 通窍——通窍活血汤

方证对应	虚证：
	  气血亏虚——归脾汤
	  肾精不足——左归丸

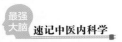
续表

方证对应	实证： 　肝阳上亢——天麻钩藤饮 　痰湿中阻——半夏白术天麻汤 　瘀血阻窍——通窍活血汤

◎ 辨证论治

证型		病机	治法	代表方药	方歌
虚证	气血亏虚	气血亏虚，清阳不展，脑失所养	补益气血 调养心脾	归脾汤	归脾汤 归脾汤用术参芪， 归草茯神远志随； 酸枣木香龙眼肉， 煎加姜枣益心脾。 加减运用： 中气不足益气汤， 自汗重芪加防浮； 脾虚薏苡扁豆泽， 肢冷桂枝干姜服； 血虚较甚紫河阿， 心悸柏子合欢藤。
	肾精不足	肾精不足，髓海空虚，脑失所养	滋养肝肾 益精填髓	左归丸	左归丸 左归丸内山药地， 萸肉枸杞与牛膝； 菟丝龟鹿二胶合， 壮水之主方第一。 加减运用： 阴损及阳右归丸， 巴戟仙灵肉桂加； 尿少浮肿桂苓泽， 若见便溏白术茯。

续表

证型		病机	治法	代表方药	方歌
实证	肝阳上亢	肝阳风火，上扰清窍	平肝潜阳　清火息风	天麻钩藤饮	天麻钩藤饮 天麻钩藤石决明， 杜仲牛膝桑寄生； 栀子黄芩益母草， 茯神夜交安神宁。 加减运用： 目赤龙胆夏枯楝， 耳鸣首乌生地玄； 便秘当归龙芸丸， 震颤羚角决明蜈。
	痰湿中阻	痰浊中阻，上蒙清窍，清阳不升	化痰祛湿　健脾和胃	半夏白术天麻汤	半夏白术天麻汤 半夏白术天麻汤， 苓草橘红大枣姜； 眩晕头痛风痰证， 热盛阴亏切勿尝。 加减运用： 呕吐代赭旋姜茹， 纳呆砂仁白豆蔻； 耳鸣郁金菖蒲葱， 化火黄连温胆汤。
	瘀血阻窍	瘀血阻络，气血不畅，脑失所养	祛瘀生新　活血通窍	通窍活血汤	通窍活血汤 通窍活血用麝香， 桃红大枣老葱姜； 川芎黄酒赤芍药， 表里经通第一方。 加减运用： 神疲乏力黄芪参， 心烦栀翘薄桑菊； 畏寒肢冷附桂枝， 转筋威灵王不留。

归脾汤（《正体类要》）

白术9克	当归9克	茯神9克
黄芪12克	远志6克	龙眼肉12克
酸枣仁12克	人参6克	木香6克
炙甘草3克	生姜6克	大枣3枚

左归丸（《景岳全书》）

熟地黄24克	山药12克	枸杞子12克
山茱萸12克	川牛膝9克	鹿角胶12克
龟板胶12克	菟丝子12克	

天麻钩藤饮（《中医内科杂病证治新义》）

天麻9克	钩藤12克	石决明18克
山栀子9克	黄芩9克	川牛膝12克
杜仲9克	益母草9克	夜交藤9克
桑寄生9克	朱茯神9克	

半夏白术天麻汤（《医学心悟》）

半夏9克	天麻6克	茯苓6克
橘红6克	白术18克	甘草3克
生姜1片	大枣2枚	

通窍活血汤（《医林改错》）

赤芍3克	川芎3克	桃仁9克
大枣7枚	红花9克	老葱3根
鲜姜9克	麝香0.15克	黄酒250毫升

第六节 头 痛

◎ 思维导图

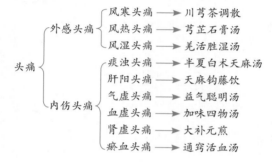

头痛
- 外感头痛
  - 风寒头痛 ——→ 川芎茶调散
  - 风热头痛 ——→ 芎芷石膏汤
  - 风湿头痛 ——→ 羌活胜湿汤
- 内伤头痛
  - 痰浊头痛 ——→ 半夏白术天麻汤
  - 肝阳头痛 ——→ 天麻钩藤饮
  - 气虚头痛 ——→ 益气聪明汤
  - 血虚头痛 ——→ 加味四物汤
  - 肾虚头痛 ——→ 大补元煎
  - 瘀血头痛 ——→ 通窍活血汤

◎ 方证总览

方证串联歌诀记忆	寒凶茬，热凶高，枪胜诗；谈半天，看天堂，气聪明，血加四，大补肾，通窍瘀
联想	隔壁有个很凶的女人，天气冷就找茬，热就更凶了，一枪解决还胜过写诗百篇（来发泄不满）。跟她说话说了半天，她都抬头看天自以为很聪明，气得我鼻血多流了四道，赶紧喝点药大补肾，才窍通血止
逐字拆解	凶茬——川芎茶调散 凶高——芎芷石膏汤 枪胜诗——羌活胜湿汤 半天——半夏白术天麻汤 天堂——天麻钩藤饮 聪明——益气聪明汤 加四——加味四物汤

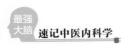
续表

逐字拆解	大补——大补元煎 通窍——通窍活血汤
方证对应	外感头痛： 　风寒头痛——川芎茶调散 　风热头痛——芎芷石膏汤 　风湿头痛——羌活胜湿汤 内伤头痛： 　痰浊头痛——半夏白术天麻汤 　肝阳头痛——天麻钩藤饮 　气虚头痛——益气聪明汤 　血虚头痛——加味四物汤 　肾虚头痛——大补元煎 　瘀血头痛——通窍活血汤

◎ 辨证论证

证型	病机	治法	代表方药	方歌
外感头痛	风寒头痛	风寒外袭，上犯头部，凝滞经脉	疏风散寒止痛	川芎茶调散	*川芎茶调散* 川芎茶调散荆防， 辛芷薄荷甘草羌； 目昏鼻塞风攻上， 正偏头痛悉能康。 　加减运用： 恶寒明显宜温经， 川乌麻黄桂枝加； 寒入巅顶吴茱萸， 藁本川芎细半夏； 邪入少阴脉沉细， 麻黄附子细辛汤。

续表

证型		病机	治法	代表方药	方歌
	风热头痛	风热外袭，上扰清空，窍络失和	疏风清热和络	芎芷石膏汤	芎芷石膏汤 芎芷石膏金鉴方，川芎白芷石膏羌；菊花藁本共相配，风热头痛应审详。 加减运用： 心烦口渴舌少津，重石再加知芦粉；头痛便秘上清丸，鼻浊苍耳辛夷花。
	风湿头痛	风湿之邪，上蒙头窍，困遏清阳	祛风胜湿通窍	羌活胜湿汤	羌活胜湿汤 羌活胜湿独防风，蔓荆藁本草川芎；祛风胜湿止痛良，善治周身风湿痛。 加减运用： 便溏苍朴藿香陈，恶心生姜半夏茹；纳呆麦芽神曲运，小便不利淡叶苊。
内伤头痛	痰浊头痛	脾失健运，痰湿中阻，上蒙清窍	健脾燥湿 化痰息风	半夏白术天麻汤	半夏白术天麻汤 半夏白术天麻汤，苓草橘红大枣姜；眩晕头痛风痰证，热盛阴亏切勿尝。 加减运用： 纳呆厚朴枳壳和，化热去术加连茹。

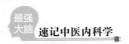

续表

证型	病机	治法	代表方药	方歌
肝阳头痛	肝失条达，气郁化火，阳亢风动	平肝潜阳息风	天麻钩藤饮	*天麻钩藤饮* 天麻钩藤石决明， 杜仲牛膝桑寄生； 栀子黄芩益母草， 茯神夜交安神宁。 *加减运用：* 化火目赤龙胆草， 再加夏枯大黄僵； 水不涵目视不明， 生地女贞何芍斛。
气虚头痛	脾胃虚弱，中气不足，清阳不升，脑失所养	健脾益气升清	益气聪明汤	*益气聪明汤* 益气聪明汤蔓荆， 升葛参芪黄柏并； 再加芍药炙甘草， 耳聋目障服之清。 *加减运用：* 气血两虚绵绵痛， 当归熟地何首乌； 头痛畏寒温通络， 炮附葱白益智仁。
血虚头痛	营血不足，不能上荣，窍络失养	养血滋阴 和络止痛	加味四物汤	*加味四物汤* 加味四物治头痛， 生地当归蔓荆芎； 黄芪白芍甘草菊， 补血祛风缓上攻。 *加减运用：* 气弱黄芪党白术， 心烦珍珠酸枣仁； 阴不敛阳肝阳亢， 天麻钩藤决明菊。

续表

证型	病机	治法	代表方药	方歌
肾虚头痛	肾精亏虚，髓海不足，脑窍失荣	养阴补肾填精生髓	大补元煎	大补元煎 大补元煎景岳方， 山药山萸熟地黄； 参草枸杞归杜仲， 真阴方耗此方尝。 加减运用： 面红潮热去虚火， 旱莲何首知黄柏； 四肢不温补肾阳， 右归金匮肾气丸。
瘀血头痛	瘀血阻窍，络脉滞涩，不通则痛	活血化瘀通窍止痛	通窍活血汤	通窍活血汤 通窍活血用麝香， 桃红大枣老葱姜； 川芎黄酒赤芍药， 表里通经第一方。 加减运用： 久痛全蝎蜈蚣鳖， 再加乳香没药灵； 畏寒桂附细辛温， 少气懒言黄芪参。

川芎茶调散（《太平惠民和剂局方》）

川芎12克	荆芥12克	白芷6克
羌活6克	甘草6克	细辛3克
防风4.5克	薄荷叶12克	

芎芷石膏汤（《医宗金鉴》）

川芎10克	白芷15克	石膏30克
藁本10克	羌活10克	菊花10克

羌活胜湿汤（《脾胃论》）

羌活6克	独活6克	藁本3克
防风3克	炙甘草3克	蔓荆子2克
川芎1.5克		

半夏白术天麻汤（《医学心悟》）

半夏9克	天麻6克	茯苓6克
橘红6克	白术18克	甘草3克
生姜1片	大枣2枚	

天麻钩藤饮（《中医内科杂病证治新义》）

天麻9克	钩藤12克	石决明18克
山栀子9克	黄芩9克	川牛膝12克
杜仲9克	益母草9克	夜交藤9克
桑寄生9克	朱茯苓9克	

益气聪明汤（《东垣试效方》）

黄芪15克	炙甘草15克	人参15克
升麻9克	葛根9克	蔓荆子4.5克
芍药3克	黄柏3克	

加味四物汤（方出《金匮翼》，名见《中医内科杂病论治新义》）

生地黄8克	当归4克	蔓荆2克
黄芪4克	白芍4克	炙甘草1.2克
甘菊2.8克	川芎2克	

大补元煎（《景岳全书》）

人参10克	山药6克	熟地黄6～9克
杜仲6克	当归6～9克	山茱萸3克
枸杞子6～9克	炙甘草3～6克	

通窍活血汤（《医林改错》）

| 赤芍3克 | 川芎3克 | 桃仁9克 |

| 大枣7个 | 红花9克 | 老葱3根 |
| 鲜姜9克 | 麝香0.15克 | 黄酒250毫升 |

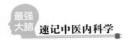
第七节 中 风

◎ **思维导图**

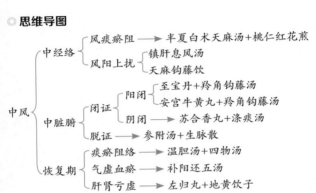

◎ **方证总览**

方证串联歌诀记忆	贪半天桃红，疮整天疼。央灵堂安至宝，苏和印地毯，活生生。语问四五虚，肝肾左归帝
联想	我因贪看了半天桃花，得了疮疡整天疼，自知时日不多，央求在灵堂安放我最爱的宝贝，地毯上印着苏和，栩栩如生。医生问诊，我四五个脏腑都是虚弱的，肝肾早就左归了玉皇大帝
逐字拆解	贪——风痰瘀阻 半天桃红——半夏白术天麻汤合桃仁红花煎 疮——风阳上扰 整天疼——镇肝息风汤或天麻钩藤饮 央——阳闭 灵堂——羚角钩藤汤 安至宝——至宝丹或安宫牛黄丸

续表

逐字拆解	苏和——苏合香丸 印——阴闭 地毯——涤痰汤 生生——生脉散合参附汤 语——痰瘀阻络 问——温胆汤 四——四物汤 五——补阳还五汤 左归帝——左归丸合地黄饮子
方证对应	中经络： 　风痰瘀阻——半夏白术天麻汤合桃仁红花煎 　风阳上扰——镇肝息风汤或天麻钩藤饮 中脏腑： 　阳闭——先服至宝丹或安宫牛黄丸，并用羚 　　　　角钩藤汤 　阴闭——急用苏合香丸，并用涤痰汤 　脱证——急用大剂参附汤合生脉散 恢复期： 　痰瘀阻络——温胆汤合四物汤 　气虚血瘀——补阳还五汤 　肝肾亏虚——左归丸合地黄饮子

◎ 辨证论治

证型		病机	治法	代表方药	方歌
中经络	风痰瘀阻	风痰上扰，肝阳化风，痹阻经脉	息风化痰	半夏白术天麻汤合桃仁红花煎	半夏白术天麻汤 半夏白术天麻汤， 苓草橘红大枣姜； 眩晕头痛风痰证， 热盛阴亏切勿尝。

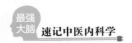

续表

证型	病机	治法	代表方药	方歌
		活血通络		桃仁红花煎 桃仁红花煎四物， 理气青皮与香附； 祛瘀丹参和元胡， 闷痛正在心前部。 加减运用： 痰湿偏盛泽泻桂， 阳亢钩藤代赭潜。
风阳上扰	肝肾阴虚，瘀热内蕴，风阳上扰，经脉痹阻	镇肝息风 育阴潜阳	镇肝息风汤或天麻钩藤饮	镇肝息风汤 镇肝息风芍天冬， 玄参牡蛎赭茵供； 麦龟膝草龙川楝， 肝风内动有奇功。 天麻钩藤饮 天麻钩藤石决明， 杜仲牛膝桑寄生； 栀子黄芩益母草， 茯神夜交安神宁。 加减运用： 火盛夏枯清肝火， 肝风内动僵蚕龙； 痰热胆星川贝沥， 心烦黄芩栀茯神； 痰蒙心神远菖蒲， 阴虚首乌归熟地。
中脏腑	闭证（阳闭）肝阳暴张，气血上逆，痰火壅盛，清窍被扰	清肝息风 豁痰开窍	先服至宝丹或安宫牛黄丸，并用羚角钩藤汤	羚角钩藤汤 俞氏羚角钩藤汤， 桑菊茯神鲜地黄； 欠草竹茹同芍药， 肝风内动急煎尝。

续表

证型		病机	治法	代表方药	方歌
					加减运用： 痰阻气道竹沥加， 肝火龙胆栀枯草； 实热便秘小承气， 伤津沙参麦斛地。
	闭证（阴闭）	痰浊偏盛，风痰上扰，内闭心神	豁痰息风 辛温开窍	急用苏合香丸，并用涤痰汤	苏合香丸 苏合香丸麝息条， 木丁朱乳荜檀襄； 牛冰术沉诃香附， 中恶急救莫彷徨。 涤痰汤 涤痰汤有夏橘草， 参茯竹茹枳姜好； 胆星菖蒲齐配入， 主治风痰迷心窍。
	脱证	元气衰微，精去神脱，阴竭阳亡	回阳救阴 益气固脱	急用参附汤合生脉散	参附汤 人参、附子、青黛 生脉散 生脉麦味与人参， 保肺清心治暑淫； 气少汗多兼口渴， 病危脉绝急煎斟。 加减运用： 阴不敛阳龙牡蛎， 阴精耗伤玉竹精。
恢复期	痰瘀阻络	痰瘀互结，脉络瘀阻	化痰祛瘀	温胆汤合四物汤	温胆汤 温胆夏茹枳陈助， 佐以茯草姜枣煮； 理气化痰利胆胃， 胆郁痰扰诸证除。

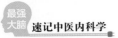

续表

证型	病机	治法	代表方药	方歌
		活血通络		四物汤 四物地芍与归芎， 血家百病此方通； 经带胎产俱可治， 加减运用在胸中。 加减运用： 气虚黄芪党参术， 栀子豆豉清热烦； 眩晕天麻钩藤加， 肢萎杜仲断牛桑。
气虚血瘀	气虚血滞，脉络瘀阻	益气养血 化瘀通络	补阳还五汤	补阳还五汤 补阳还五赤芍芎， 归尾通经佐地龙； 四两黄芪为主药， 血中瘀滞用桃红。 加减运用： 血虚枸杞首乌藤， 肢冷桂枝温经络； 腰膝酸软加断续， 桑寄杜仲壮筋骨。
肝肾亏虚	肝肾亏虚，阴血不足，筋脉失养	滋养肝肾	左归丸合地黄饮子	左归丸 左归丸内山药地， 萸肉枸杞与牛膝； 菟丝龟鹿二胶合， 壮水之主方第一。 地黄饮子 地黄饮子山茱斛， 麦味菖蒲远志茯； 苁蓉桂附巴戟天， 少入薄荷姜枣服。

续表

证型	病机	治法	代表方药	方歌
				加减运用： 腰酸较甚杜寄生， 阳虚巴戟肉苁蓉； 附子肉桂火归原， 菖蒲远苓开痰窍。

半夏白术天麻汤（《医学心悟》）

半夏9克　　　　天麻6克　　　　茯苓6克

橘红6克　　　　白术18克　　　　甘草3克

生姜1片　　　　大枣2枚

桃仁红花煎（《陈素庵妇科补解》）

桃仁18克　　　　红花15克　　　　当归20克

香附12克　　　　延胡索15克　　　　赤芍30克

川芎15克　　　　乳香12克　　　　丹参20克

青皮15克　　　　生地黄20克

镇肝息风汤（《医学衷中参西录》）

怀牛膝30克　　　　生赭石30克　　　　生龙骨15克

生牡蛎15克　　　　生龟板15克　　　　生杭白芍15克

玄参1.5克　　　　天冬15克　　　　川楝子6克

生麦芽6克　　　　茵陈6克　　　　甘草4.5克

天麻钩藤饮（《中医内科杂病证治新义》）

天麻9克　　　　钩藤12克　　　　石决明18克

栀子9克　　　　黄芩9克　　　　川牛膝12克

杜仲9克　　　　益母草9克　　　　夜交藤9克

桑寄生9克　　　　朱茯苓9克

至宝丹（《苏沈良方》）

水牛角30克	生玳瑁30克	
琥珀30克	朱砂30克	雄黄30克
牛黄0.3克	龙脑0.3克	麝香0.3克
安息香30克	金箔50片	银箔50片

安宫牛黄丸（《温病条辨》）

牛黄30克	麝香7.5克	冰片7.5克
珍珠15克	朱砂30克	雄黄30克
黄连30克	黄芩30克	栀子30克
郁金30克	水牛角30克	

羚角钩藤汤（《通俗伤寒论》）

羚角片4.5克	双钩藤9克	霜桑叶6克
菊花9克	生地黄15克	生白芍9克
川贝母12克	淡竹茹15克	茯神木9克
生甘草3克		

苏合香丸（《太平惠民和剂局方》）

苏合香15克	安息香30克	冰片15克
麝香30克	檀香30克	沉香30克
丁香30克	香附30克	诃子30克
荜茇30克	白术30克	乳香（制）15克
朱砂30克	木香30克	水牛角30克

涤痰汤（《奇效良方》）

胆南星7.5克	半夏7.5克	枳实6克
茯苓6克	橘红4.5克	石菖蒲3克
人参3克	竹茹2.1克	甘草1.5克
生姜5片		

参附汤（《圣济总录》）

人参15克	附子15克	青黛15克

生脉散（《医学启源》）

人参9克　　　　麦冬9克　　　　五味子6克

温胆汤（《三因极一病证方论》）

茯苓4.5克　　　半夏6克　　　　陈皮9克

竹茹6克　　　　枳实6克　　　　甘草3克

生姜5片　　　　大枣1枚

四物汤（《仙授理伤续断秘方》）

当归9克　　　　川芎6克　　　　白芍9克

熟地黄15克

补阳还五汤（《医林改错》）

当归尾6克　　　赤芍5克　　　　黄芪30~120克

地龙3克　　　　川芎3克　　　　红花3克

桃仁3克

左归丸（《景岳全书》）

山药12克　　　　枸杞子12克　　　熟地黄24克

山茱萸12克　　　川牛膝9克　　　　鹿角胶12克

龟板胶12克　　　菟丝子12克

地黄饮子（《黄帝素问宣明论方》）

巴戟天9克　　　山茱萸9克　　　　熟地黄18~30克

石斛9克　　　　肉苁蓉9克　　　　炮附子6克

五味子6克　　　肉桂6克　　　　　白茯苓6克

麦冬6克　　　　石菖蒲6克　　　　远志6克

生姜5片　　　　大枣1枚　　　　　薄荷2克

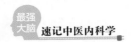

第八节 瘿 病

◎ 思维导图

瘿病
- 气郁痰阻 ➞ 四海舒郁丸
- 痰结血瘀 ➞ 海藻玉壶汤
- 肝火旺盛 ➞ 栀子清肝汤+消瘰丸
- 心肝阴虚
  - 天王补心丹
  - 一贯煎

◎ 方证总览

方证串联歌诀记忆	气郁四海弹玉壶，肝火栀子骡，天王一贯阴
联想	从海底到陆地再到天空，四海被雾气笼罩，海底龙王在悠闲地弹着他的玉壶；地面暴晒，一头骡子在栀子树下乘凉，腹中有一团肝火；天上的天王一贯阴险地笑着
逐字拆解	四海——四海舒郁丸 弹——痰结血瘀 玉壶——海藻玉壶汤 栀子骡——栀子清肝汤合消瘰丸 天王一贯——天王补心丹或一贯煎
方证对应	气郁痰阻——四海舒郁丸 痰结血瘀——海藻玉壶汤 肝火旺盛——栀子清肝汤合消瘰丸 心肝阴虚——天王补心丹或一贯煎

◎ 辨证论治

证型	病机	治法	代表方药	方歌
气郁痰阻	气机郁滞，痰浊壅阻，凝结颈前	理气舒郁 化痰消瘿	四海舒郁丸	四海舒郁丸 四海舒郁郁平复，蛤粉藻带和昆布；木香陈皮乌贼骨，喉间气结随喜怒。 加减运用： 肝气不疏则胸闷，柴胡香附枳延胡；咽部嘶哑宜利咽，牛蒡射干木蝴蝶。
痰结血瘀	痰气交阻，血脉瘀滞，搏结成瘿	理气活血 化痰消瘿	海藻玉壶汤	海藻玉壶汤 海藻玉壶布带陈，夏青独翘贝归芎。 加减运用： 胸闷不疏开郁结，郁金香附枳壳加；化火脉数心烦热，夏枯丹皮玄栀子；纳差白术茯苓药，结块黄药莪术棱；结块坚硬贝莪术，结块坚硬犀牛丸。
肝火旺盛	痰气交阻，气郁化火，壅结颈前	清肝泻火 消瘿散结	栀子清肝汤 合消瘰丸	栀子清肝汤 栀子清肝外科方，牛蒡柴胡川芎当；白芍石膏牡丹皮，苓连甘草颈瘰康。 消瘰丸 贝母、牡蛎、玄参

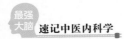

续表

证型	病机	治法	代表方药	方歌
				加减运用： 肝火龙胆芩黛枯， 手颤决明钩藤麻； 胃热石膏知母清， 火郁伤阴二冬服。
心肝阴虚	气火内结日久，心肝之阴耗伤	滋阴降火　宁心柔肝	天王补心丹或一贯煎	天王补心丹 补心丹用柏枣仁， 二冬生地当归身； 三参桔梗朱砂味， 远志茯苓共养神。 一贯煎 一贯煎中用地黄， 沙参杞子麦冬襄； 当归川楝水煎服， 阴虚肝郁是妙方。 加减运用： 风动钩藤鳖芍蒺， 便溏白术山苡麦； 阴亏桑寄女贞龟， 伤正黄芪参茱萸。

四海舒郁丸（《疡医大全》）

青木香15克	陈皮9克	海蛤粉9克
海带60克	海藻60克	昆布60克
海螵蛸60克		

海藻玉壶汤（《外科正宗》）

海藻3克	贝母3克	陈皮3克
昆布3克	青皮3克	川芎3克
当归3克	连翘3克	半夏3克

甘草3克　　　　独活3克　　　　海带1.5克

栀子清肝汤（《外科正宗》）

牛蒡子3克　　　柴胡3克　　　　川芎3克

白芍3克　　　　石膏3克　　　　当归3克

栀子3克　　　　牡丹皮3克　　　黄芩1.5克

黄连1.5克　　　甘草1.5克

消瘰丸（《医学心悟》）

玄参120克　　　牡蛎120克　　　贝母120克

天王补心丹（《校注妇人良方》）

生地黄12克　　　当归身9克　　　天冬9克

麦冬9克　　　　柏子仁9克　　　酸枣仁9克

五味子5克　　　人参5克　　　　玄参5克

丹参5克　　　　白茯苓5克　　　远志5克

桔梗5克　　　　朱砂5克

一贯煎（《续名医类案》）

北沙参9克　　　麦冬9克　　　　当归身9克

生地黄18克　　　枸杞子9克　　　川楝子6克

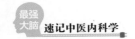
第九节 疟 疾

◎ 思维导图

```
          ┌ 正疟 ┌ 柴胡截疟饮
          │      └ 截疟七宝饮
          │
          │ 温疟 ┌ 白虎加桂枝汤
          │      └ 白虎加人参汤
疟疾 ─────┤
          │ 寒疟 ──→ 柴胡桂枝干姜汤合截疟七宝饮
          │
          │ 瘴疟 ┌ 热瘴 ──→ 清瘴汤
          │      └ 冷瘴 ──→ 加味不换金正气散
          │
          └ 劳疟 ──→ 何人饮
```

◎ 方证总览

方证串联 歌诀记忆	二姐正温二虎，干柴七宝寒；热清瘴，冷不换，何人劳
联想	二姐正在用干柴等七宝给他的儿子二虎驱寒取暖，想起平日他热就帮他清瘴，冷就不换（被窝衣服），可怜天下父母心，孩子生病是谁一直在操劳
逐字拆解	二姐——柴胡截疟饮或截疟七宝饮 二虎——白虎加桂枝汤或白虎加人参汤 干柴七宝——柴胡桂枝干姜汤合截疟七宝饮 清瘴——清瘴汤 不换——加味不换金正气散 何人——何人饮
方证对应	正疟——柴胡截疟饮或截疟七宝饮 温疟——白虎加桂枝汤或白虎加人参汤 寒疟——柴胡桂枝干姜汤合截疟七宝饮

续表

方证对应	瘴疟： 热瘴——清瘴汤 冷瘴——加味不换金正气散 劳疟——何人饮

◎ 辨证论治

证型	病机	治法	代表方药	方歌
正疟	疟邪伏于少阳，与营卫相搏，正邪交争	祛邪截疟　和解表里	柴胡截疟饮或截疟七宝饮	*柴胡截疟饮* 柴胡截疟功效奇， 常山槟梅桃仁泥； 再益小柴求和解， 祛邪截疟莫迟疑。 *截疟七宝饮* 截疟常山草果仁， 陈草青皮厚朴槟； 燥湿祛痰苔白腻， 数发不止弦滑呈。 *加减运用：* 湿重宜去参大枣， 苍术厚朴陈皮加； 烦渴脉弦去姜枣， 石膏花粉清生津。
温疟	阳热素盛，疟邪与营卫相搏，热炽于里	清热解表　和解祛邪	白虎加桂枝汤或白虎加人参汤	*白虎加桂枝汤* 白虎原汤论已详， 桂加三两另名方； 无寒但热为温疟， 骨节烦疼呕又妨。 *白虎加人参汤* 服桂渴烦大汗倾， 液亡肌腠涸阳明；

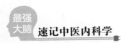

续表

证型		病机	治法	代表方药	方歌
					膏斤知六参三两,二草六粳米热成。 加减运用: 表邪已解去桂枝,气津两伤北沙参;口渴引饮津伤甚,生地麦冬斛玉竹。
寒疟		素体阳虚,疟邪入侵,寒湿内盛	和解表里　温阳达邪	柴胡桂枝干姜汤合截疟七宝饮	柴胡桂枝干姜汤 八柴二草蛎干姜,芩桂宜三瓜四尝;不呕渴烦头汗出,少阳枢病要精详。 截疟七宝饮 截疟常山草果仁,陈草青皮厚朴槟;燥湿祛痰苔白腻,数发不止弦滑呈。 加减运用: 但寒不热去黄芩,化热去桂加膏母。
瘴疟	热瘴	瘴毒内盛,热邪内陷心包	解毒除瘴　清热保津	清瘴汤	清瘴汤 清瘴汤将瘴疟斩,芩连知母益元散;青蒿柴胡与常山,还须甘草离温胆。 加减运用: 壮热烦渴去半夏,石膏清热以泻火;热盛伤津舌干红,生地玄参斛玉竹;高热不退神昏厥,清心开窍紫雪丹。

续表

证型	病机	治法	代表方药	方歌
冷瘴	瘴毒内盛，湿浊蒙闭心窍	解毒除瘴 芳化湿浊	加味不换金正气散	加味不换金正气散 平胃散用朴陈皮， 苍术甘草四味齐； 再加藿香与半夏， 不换金来治时疫； 茯苓川芎木香入， 方名加味不换金。 加减运用： 嗜睡昏蒙芳开窍， 苏合香丸加之服； 呕吐过甚辟解秽， 玉枢丹以和中止。
劳疟	疟邪久留，气血耗伤	益气养血 扶正祛邪	何人饮	何人饮 何人饮用何首乌， 扶正祛邪两法出； 参归煨姜广陈皮， 久疟使得气血枯。 加减运用： 气虚自汗芪小麦， 阴虚生地鳖白薇； 胸闷脘痞便稀溏， 加夏草果去首乌。

柴胡截疟饮（《医宗金鉴》）

柴胡10克　　　法半夏10克　　　白参10克
甘草6克　　　黄芩10克　　　干姜5克
大枣1枚　　　槟榔10克　　　常山（炒）6克
乌梅10克　　　桃仁10克

截疟七宝饮（《杨氏家藏方》）

常山3克　　　厚朴3克　　　青皮3克

陈皮3克　　　　　炙甘草3克　　　　槟榔9克

草果仁3克

白虎加桂枝汤（《金匮要略》）

知母18克　　　　炙甘草6克　　　　石膏50克

粳米6克　　　　　桂枝9克

白虎加人参汤（《金匮要略》）

知母18克　　　　石膏30克　　　　人参9克

甘草6克　　　　　粳米9克

柴胡桂枝干姜汤（《金匮要略》）

柴胡24克　　　　桂枝9克　　　　　干姜3克

瓜蒌根12克　　　黄芩9克　　　　　牡蛎6克

甘草6克

清瘴汤（《中医内科学》）

青蒿9克　　　　　柴胡9克　　　　　茯苓6克

知母6克　　　　　陈皮6克　　　　　半夏6克

黄芩6克　　　　　黄连3克　　　　　枳实6克

常山6克　　　　　竹茹6克

益元散（滑石、甘草、朱砂）6克

加味不换金正气散（《仁斋直指方论》）

藿香40克　　　　制厚朴40克　　　苍术（麸炒）40克

陈皮40克　　　　半夏40克　　　　甘草30克

白茯苓20克　　　木香10克

何人饮（《景岳全书》）

何首乌9~30克　　当归6~9克　　　人参9~30克

陈皮6~9克　　　　煨生姜3片

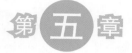

第五章
肾系病证

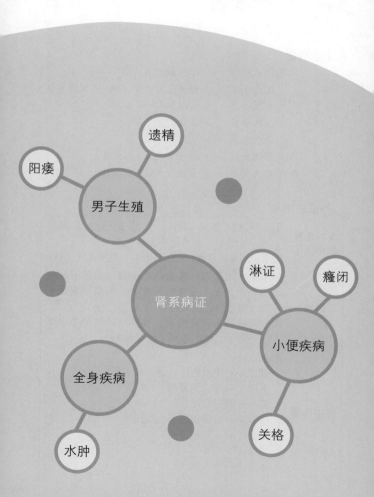

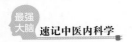

第一节 水 肿

◎ 思维导图

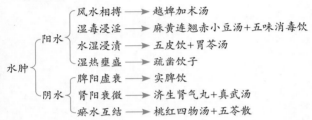

水肿
- 阳水
  - 风水相搏 ——→ 越婢加术汤
  - 湿毒浸淫 ——→ 麻黄连翘赤小豆汤+五味消毒饮
  - 水湿浸渍 ——→ 五皮饮+胃苓汤
  - 湿热壅盛 ——→ 疏凿饮子
- 阴水
  - 脾阳虚衰 ——→ 实脾饮
  - 肾阳衰微 ——→ 济生肾气丸+真武汤
  - 瘀水互结 ——→ 桃红四物汤+五苓散

◎ 方证总览

方剂串联歌诀记忆	阳水：波比五味毒小豆，虽是违令五皮，（但）试用塑造（无妨） 阴水：瘩帅试皮衣，神帅真系绳，遇桃（花）450
联想	阳水：波比有五种味道的毒小豆，虽然五味违令五皮（五味对五皮），但是试着用来塑造自己也无妨 阴水：瘩帅去试穿皮衣，神帅真的给他系上了绳子，他们遇到了桃花450朵
逐字拆解	阳水： 　波比——风水相搏，越婢加术汤 　五味——五味消毒饮 　毒——湿毒浸淫 　小豆——麻黄连翘赤小豆汤 　虽是——水湿浸渍 　违令——胃苓汤 　五皮——五皮饮

续表

逐字拆解	试用——湿热壅盛 塑造——疏凿饮子 阴水： 痞帅——脾阳虚衰 试皮衣——实脾饮 神帅——肾阳衰微 真——真武汤 系绳——济生肾气丸 遇——瘀水互结 桃（花）450——桃红四物汤、五苓散
方证对应	阳水： 风水相搏——越婢加术汤 湿毒浸淫——麻黄连翘赤小豆汤合五味消毒饮 水湿浸渍——五皮饮合胃苓汤 湿热壅盛——疏凿饮子 阴水： 脾阳虚衰——实脾饮 肾阳衰微——济生肾气丸合真武汤 瘀水互结——桃红四物汤合五苓散

◎ 辨证论治

证型		病机	治法	代表方药	方歌
阳水	风水相搏	风邪袭表，肺气闭塞，通调失职，风遏水阻	疏风解表　宣肺行水	越婢加术汤	*越婢加术汤* 里水脉沉面目黄， 水风相搏湿为殃； 专需越婢平风水， 四两术司去湿良。 *加减运用：* 寒盛苏桂防减膏， 热盛桔梗与连翘；

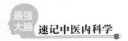

续表

证型	病机	治法	代表方药	方歌
				蓝根芦根利咽喉,咳嗽气喘杏前煞;汗出恶风卫阳虚,防己黄芪服之消。
湿毒浸淫	疮毒内归肺脾,肺失通调,脾失转输,水湿内停	宣肺解毒 利湿消肿	麻黄连翘赤小豆汤合五味消毒饮	麻黄连翘赤小豆汤 麻黄连翘赤小豆,桑白杏草姜枣助;宣肺解毒消湿肿,湿热兼表黄疸瘳。 五味消毒饮 五味消毒疗诸疗,银花野菊蒲公英;紫花地丁天葵子,煎加酒服效非轻。 加减运用: 脓毒公英与地丁,湿盛苦参土茯苓;风痒肤子与鲜皮,血热赤芍与丹皮;大黄芒硝通大便,萆薢芥菜湿热淋。
水湿浸渍	水湿内侵,困阻脾阳,脾失转输,水泛肌肤	运脾化湿 通阳利水	五皮饮合胃苓汤	五皮饮 五皮饮用五般皮,陈茯姜桑大腹皮;或用五加去桑白,脾虚腹胀颇相宜。 胃苓汤 平胃散+五苓散 加减运用: 麻黄杏仁除气喘,苏子葶苈除胸满;

续表

证型		病机	治法	代表方药	方歌
					湿困中焦腹胀满， 椒目腹皮与干姜。
	湿热壅盛	湿热内盛，三焦壅滞，气滞水停	分利湿热	疏凿饮子	疏凿饮子 疏凿饮子商陆槟， 大腹羌活艽通苓； 椒目赤豆泻姜皮， 疏凿风水乃成名。 加减运用： 己椒疬黄通大便， 白皮葶疬平喘满； 阴虚猪苓以滋阴， 更合茅根利水平。
阴水	脾阳虚衰	脾阳不振，运化无权，土不制水	健脾温阳利水	实脾饮	实脾饮 实脾苓术与木瓜， 附草木香大腹加； 草果二姜兼厚朴， 虚寒阴水效堪夸。 加减运用： 气虚人参与黄芪， 便溏要去大腹皮； 小便短少加桂枝， 参苓白术健脾宜。
	肾阳衰微	脾肾阳虚，水寒内聚	温肾助阳 化气行水	济生肾气丸合真武汤	济生肾气丸 肾气丸补肾阳虚， 干地山药及山萸； 苓泽丹皮加桂附， 水中生火在温煦； 济生加入车牛膝， 通调水道肿胀去。

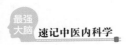

续表

证型	病机	治法	代表方药	方歌
				真武汤 真武汤壮肾中阳, 茯苓术芍附生姜; 少阴腹痛有水气, 悸眩瞤惕保安康。 加减运用: 小便清长菟丝子, 泽泻车前换故纸; 右归加以补肾阳, 左归加以肾阴滋; 肾虚肝旺菊枯草, 甲牡杜仲同桑寄。
瘀水互结	水湿停滞,气滞血瘀,气化不利	活血祛瘀 化气行水	桃红四物汤合五苓散	桃红四物汤 桃花地芍与归芎, 血家百病此方通; 经带胎产俱可治, 加减运用在胸中。 五苓散 五苓散治太阳府, 泽泻白术与二苓; 温阳化气添桂枝, 利便解表治水停。 加减运用: 葶苈椒目与泽兰, 用之可除气喘满; 济生肾气补脾肾, 黄芪附子能助阳; 桃仁红花与泽兰, 配合益母效更强。

越婢加术汤（《金匮要略》）

麻黄12克	石膏25克	生姜9克
甘草6克	白术12克	大枣15枚

麻黄连翘赤小豆汤（《伤寒论》）

麻黄6克	连翘9克	杏仁9克
赤小豆30克	大枣12枚	桑白皮10克
生姜6克	甘草6克	

五味消毒饮（《医宗金鉴》）

金银花30克	野菊花12克	蒲公英12克
紫花地丁12克	紫背天葵子12克	

五皮饮（《证治准绳》）

陈皮9克	茯苓皮24克	生姜皮6克
桑白皮9克	大腹皮9克	

胃苓汤（《增补内经拾遗方论》）

苍术32克	陈皮20克	厚朴20克
炙甘草12克	泽泻10克	猪苓6克
白术6克	肉桂4克	赤茯苓（去皮）6克
生姜3片	大枣2枚	

疏凿饮子（《重订严氏济生方》）

泽泻12克	赤小豆15克	商陆6克
羌活9克	大腹皮15克	椒目9克
木通12克	秦艽9克	槟榔9克
茯苓皮15克	生姜5片	

实脾饮（《济生方》）

厚朴6克	白术6克	茯苓6克
木香6克	草果仁6克	大腹皮6克
熟附子6克	木瓜6克	甘草3克
干姜3克	大枣3枚	生姜5片

济生肾气丸（《中国药典》）

熟地黄160克	山茱萸80克	牡丹皮60克
山药80克	茯苓120克	泽泻60克
肉桂20克	附子20克	牛膝40克
车前子40克		

真武汤（《伤寒论》）

| 茯苓9克 | 芍药9克 | 白术6克 |
| 生姜9克 | 附子9克 | |

桃红四物汤（《玉机微义》）

| 川芎6克 | 白芍9克 | 熟地黄15克 |
| 桃仁9克 | 红花6克 | 当归9克 |

五苓散（《伤寒论》）

| 猪苓9克 | 泽泻15克 | 白术9克 |
| 茯苓9克 | 桂枝6克 | |

◎ 思维导图

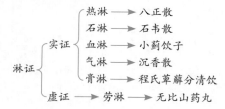

◎ 方证总览

方证串联 歌诀记忆	热八（人名）示威，血祭无劳，蟹膏香气
联想	热八游街示威，用血祭拜无劳用，肚子饿了被蟹膏的香气吸引，放弃示威
逐字拆解	热八——热淋，八正散 示威——石淋，石韦散 血祭——血淋，小蓟饮子 无劳——无比山药丸，劳淋 蟹膏——程氏萆薢分清饮，膏淋 香气——沉香散，气淋
方证对应	实证： 　热淋——八正散 　石淋——石韦散 　血淋——小蓟饮子 　气淋——沉香散 　膏淋——程氏萆薢分清饮 虚证： 　劳淋——无比山药丸

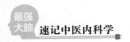

◎ 辨证论治

证型		病机	治法	代表方药	方歌
实证	热淋	湿热蕴结下焦，膀胱气化失司	清热利湿通淋	八正散	八正散 八正木通与车前，萹蓄大黄栀滑研；草梢瞿麦灯心草，湿热诸淋宜服煎。 加减运用： 少阳治以柴芩药，里实大黄枳实熬；石膏知母阳明热，黄连解毒治三焦；五味消毒清火热，气滞青皮与乌药；热盛伤阴去大黄，生地知母根白茅。
	石淋	湿热煎液成石，膀胱气化失司	清热利湿 排石通淋	石韦散	石韦散 石韦散将结石锤，芍药白术配冬葵；王不留行瞿当归，甘草滑石小便遂。 加减运用： 芍药甘草绞痛止，小蓟地黄血尿止，木香乌药行气滞，桃红皂角散瘀滞；金钱海金冬葵子，标本兼顾尿不滞；杜仲续断补骨脂，腰部隐痛肾气滋；巴戟蓉桂益肾阳，麦地鳖甲滋肾阴。

续表

证型		病机	治法	代表方药	方歌
	血淋	热灼络脉，迫血妄行	清热通淋 凉血止血	小蓟饮子	小蓟饮子 小蓟生地藕蒲黄，滑竹通栀归草襄；凉血止血利通淋，下焦瘀热血淋康。 加减运用： 三七牛膝桃瘀血征，鹤草琥珀止血能；麦地旱莲鳖阴虚，知柏地黄阴水生；归脾泽泻与滑石，益气摄血鹤草增。
	气淋	气结膀胱，气化不利	利气疏导 通淋利尿	沉香散	沉香散 沉香散出金匮翼，沉香石苇滑橘皮；冬葵芍归草留行，气淋实证此方医。 加减运用： 川楝郁金小茴香，疏肝理气胁痛恙；红花赤芍益母草，血中瘀滞用之良；肾虚杜仲牛膝断，气虚补中益气汤。
	膏淋	湿热下注，脂汁外溢	清热利湿 分清泄浊	程氏萆薢分清饮	程氏萆薢分清饮 程氏萆薢分清饮，黄柏白术菖蒲茯；莲心丹参车前子，湿热淋浊宜早清。

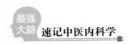

续表

证型	病机	治法	代表方药	方歌
				加减运用： 小蓟藕节同白茅， 加上柏叶止血尿； 热痛明显便黄赤， 通草竹叶与草梢； 龙胆山栀清火肝， 乌药青皮除满胀； 生地知母加麦冬， 病久湿热阴有伤。
虚证	劳淋	湿热留恋，脾肾亏虚，气化无权	健脾益肾	无比山药丸	无比山药丸 局方无比山药丸， 六味地黄要去丹； 苁蓉菟丝仲巴戟， 牛膝五味石脂全。 加减运用： 附子肉桂鹿角霜， 合用巴戟补肾阳； 青蒿鳖甲退骨蒸， 知柏地黄虚火旺； 补中益气脾胃方， 气虚劳淋服之安。

八正散（《太平惠民和剂局方》）

车前子9克	瞿麦9克	萹蓄9克
滑石9克	栀子9克	炙甘草9克
木通9克	大黄9克	灯心草3克

石韦散（《外台秘要》引自《古今录验方》）

芍药9克	白术9克	滑石9克
冬葵子9克	瞿麦9克	石韦6克

通草6克　　　　王不留行3克　　当归3克
炙甘草3克

小蓟饮子（《济生方》）

生地黄9克　　　小蓟9克　　　　滑石9克
木通9克　　　　蒲黄9克　　　　藕节9克
淡竹叶9克　　　当归9克　　　　栀子9克
甘草9克

沉香散（《金匮翼》）

沉香3克　　　　石韦15克　　　　滑石15克
当归10克　　　　橘皮10克　　　　白芍10克
冬葵子10克　　　甘草6克　　　　王不留行10克

程氏萆薢分清饮（《医学心悟》）

川萆薢6克　　　黄柏15克　　　　石菖蒲15克
茯苓3克　　　　白术3克　　　　莲子心2.1克
丹参4.5克　　　车前子4.5克

无比山药丸（《备急千金要方》）

山药60克　　　　肉苁蓉120克　　五味子180克
菟丝子90克　　　杜仲90克　　　　牛膝30克
泽泻30克　　　　生地黄30克　　　山茱萸30克
茯神30克　　　　巴戟天30克　　　赤石脂30克

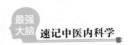

第三节 癃 闭

◎ 思维导图

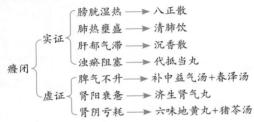

癃闭
- 实证
  - 膀胱湿热 → 八正散
  - 肺热壅盛 → 清肺饮
  - 肝郁气滞 → 沉香散
  - 浊瘀阻塞 → 代抵当丸
- 虚证
  - 脾气不升 → 补中益气汤+春泽汤
  - 肾阳衰惫 → 济生肾气丸
  - 肾阴亏耗 → 六味地黄丸+猪苓汤

◎ 方证总览

方证串联歌诀记忆	沉香情非郑中泽，六弟朱灵代济生
联想	沉香（人名）情非郑中泽（人名），六弟朱灵（人名）代天普济苍生
逐字拆解	沉香——沉香散 情非——清肺饮 郑——八正散 中泽——补中益气汤合春泽汤 六弟朱灵——六味地黄丸合猪苓汤 代——代抵当丸 济生——济生肾气丸
方证对应	实证： 　　膀胱湿热——八正散 　　肺热壅盛——清肺饮 　　肝郁气滞——沉香散 　　浊瘀阻塞——代抵当丸

续表

方证对应	虚证： 　脾气不升——补中益气汤合春泽汤 　肾阳衰惫——济生肾气丸 　肾阴亏耗——六味地黄丸合猪苓汤

◎ 辨证论治

证型		病机	治法	代表方药	方歌
实证	膀胱湿热	湿热下注，壅结膀胱，气化不利	清利湿热　通利小便	八正散	八正散 八正木通与车前， 萹蓄大黄栀滑研； 草梢瞿麦灯心草， 湿热诸淋宜服煎。 加减运用： 导赤散用心火治， 滋肾通关肾阴资； 湿热蕴结于三焦， 生地牛膝车前子； 黄连温胆车前草， 再加通草大黄制。
	肺热壅盛	肺热壅盛，失于肃降，水道不利	清泄肺热　通利水道	清肺饮	清肺饮 证治汇补清肺饮， 黄芩桑白栀子群； 苓麦木通车前子， 功在上清下利因。 加减运用： 沙参黄精与石斛， 合用可滋肺阴复； 表证薄荷与桔梗， 大黄杏仁通肠腑； 黄连竹叶清心火， 八正合之导热出。

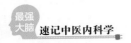

续表

证型		病机	治法	代表方药	方歌
	肝郁气滞	肝失疏泄，气滞膀胱，水道不利	疏利气机 通利小便	沉香散	沉香散 沉香散出金匮翼， 沉香石苇滑橘皮； 冬葵芍归草留行， 气淋实证此方医。 加减运用： 疏肝理气六磨汤， 丹皮山栀泻火肝。
	浊瘀阻塞	瘀血败精，阻塞尿道，水道不通	行瘀散结 通利水道	代抵当丸	代抵当丸 代抵当丸大黄桃， 芒硝肉桂穿山甲； 血瘀归尾用之良， 血虚可加生地黄。 加减运用： 归芪丹参养气血， 红花牛膝化血瘀； 血尿葵瞿韦七珀， 石淋金钱海金驱。
虚证	脾气不升	脾虚失运，清气不升，浊阴不降，气化无权	升清降浊	补中益气汤合春泽汤	补中益气汤 补中益气芪术陈， 升柴参草当归身； 虚劳内伤功独擅， 亦治阳虚外感因。 春泽汤 春泽汤治小便涩， 参桂二苓白术泽； 气虚癃闭尿难处， 升清降浊除疾厄。

续表

证型	病机	治法	代表方药	方歌
				加减运用： 归地血藤养血良， 麦味枣仁心神安； 参苓白术气阴虚， 济生肾气脾肾康。
肾阳衰惫	肾阳虚衰，气化无权	温补肾阳 化气利水	济生肾气丸	济生肾气丸 肾气丸补肾阳虚， 干地山药及山萸； 苓泽丹皮加桂附， 水中生火在温煦； 济生加入车牛膝， 通调水道肿胀去。 加减运用： 香茸丸用补精血， 温脾汤可温脾阳； 吴茱萸汤能降浊， 脾肾两虚命或衰。
肾阴亏耗	肾阴亏耗，气化无源	滋补肾阴 育阴利水	六味地黄丸合猪苓汤	六味地黄丸 六味地黄山药萸， 泽泻苓丹三泻侣； 三阴并补重滋肾， 肾阴不足效可居。 猪苓汤 猪苓汤中有阿胶， 滑石泽泻茯苓找； 阴虚下焦有水热， 仲景养阴利水方。 加减运用： 气阴两虚通关散， 知母黄柏清虚热。

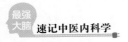

八正散（《太平惠民和剂局方》）

车前子9克	瞿麦9克	萹蓄9克
滑石9克	栀子9克	炙甘草9克
木通9克	大黄9克	灯心草3克

清肺饮（《证治汇补》）

茯苓9克	黄芩9克	桑白皮9克
麦冬9克	车前子9克	栀子9克
木通9克		

沉香散（《金匮翼》）

沉香3克	石韦15克	滑石15克
当归10克	橘皮10克	白芍10克
冬葵子10克	甘草6克	王不留行10克

代抵当丸（《证治准绳》）

大黄120克	芒硝30克	桃仁60枚
当归身30克	生地黄30克	穿山甲30克
肉桂9~15克		

补中益气汤（《脾胃论》）

黄芪18克	炙甘草9克	人参9克
当归身3克	陈皮6克	升麻6克
柴胡6克	白术9克	

春泽汤（《证治准绳》）

| 桂枝6克 | 人参6克 | 白术9克 |
| 茯苓9克 | 泽泻15克 | 猪苓9克 |

济生肾气丸（《中国药典》）

熟地黄160克	山茱萸80克	牡丹皮60克
山药80克	茯苓120克	泽泻60克
肉桂20克	附子20克	牛膝40克
车前子40克		

六味地黄丸（《小儿药证直诀》）

熟地黄24克	山茱萸12克	干山药12克
泽泻9克	牡丹皮9克	茯苓9克

猪苓汤（《伤寒论》）

猪苓10克	茯苓10克	泽泻10克
阿胶10克	滑石10克	

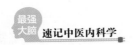

第四节　关　格

◎ **思维导图**

关格
- 脾肾阳虚，湿浊内蕴 —→ 温脾汤+吴茱萸汤
- 肝肾阴虚，肝风内动 —→ 杞菊地黄丸+羚角钩藤汤
- 肾阳衰微，毒扰心神 —→ 参附汤+苏合香丸+涤痰汤

◎ **方正总览**

方证串联 歌诀记忆	关哥煮鱼温脾（胃），风动羚羊齐聚，读心输 神父
联想	冬天的大草原，关哥煮鱼来温暖脾胃，风吹草 动时，羚羊齐聚教堂，关哥的读心术输给神父 （由教堂联想到神父）
逐字拆解	关哥——关格 煮鱼温脾（胃）——吴茱萸汤、温脾汤 风动羚羊齐聚——肝风内动，羚角钩藤汤、杞 　　　　　　　　　菊地黄丸 读心输神父——毒扰心神，苏合香丸、参附汤
方证对应	脾肾阳虚，湿浊内蕴——温脾汤合吴茱萸汤 肝肾阴虚，肝风内动——杞菊地黄丸合羚角钩 　　　　　　　　　　　藤汤 肾阳衰微，毒扰心神——急用参附汤合苏合香 　　　　　　　　　　　丸，继用涤痰汤

◎ 辨证论治

证型	病机	治法	代表方药	方歌
脾肾阳虚 湿浊内蕴	脾肾阳虚，湿浊内蕴，弥漫三焦	温补脾肾 化湿降浊	温脾汤合吴茱萸汤	温脾汤 温脾附子大黄硝，当归干姜人参草；攻下寒积温脾阳，阳虚寒积腹痛疗。 吴茱萸汤 升许茱萸三两参，生姜六两救寒侵；枣投十二中宫主，吐利头痛烦躁寻。 加减运用： 表寒又见痰湿壅，散寒化饮小青龙；己椒苈黄水凌心，滋肾通关小便通；鲜皮地肤土茯苓，燥湿止痒用之功。
肝肾阴虚 肝风内动	肾阴亏虚，阴不制阳，肝风内动	滋补肝肾 平肝息风	杞菊地黄丸合羚角钩藤汤	杞菊地黄丸 六味地黄山药萸，泽泻苓丹三泻侣；六味再加杞与菊，目视昏花治可痊。 羚角钩藤汤 俞氏羚角钩藤汤，桑菊茯神鲜地黄；贝草竹茹同芍药，肝风内动急煎尝。 加减运用： 犀角地黄邪入血，配合至宝与紫雪；滋阴息风定风珠，通腑降浊大黄泄。

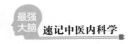
续表

证型	病机	治法	代表方药	方歌
肾阳衰微 毒扰心神	肾阳虚衰，湿毒内盛，扰动心神	温阳固脱 豁痰开窍	急用参附汤合苏合香丸，继用涤痰汤	参附汤 人参、附子、青黛 苏合香丸 苏合香丸麝息香，木丁朱乳荜檀襄；牛冰术沉诃香附，中恶急救莫彷徨。 涤痰汤 涤痰汤有夏橘草，参茯竹茹枳姜好；胆星菖蒲齐配入，主治风痰迷心窍。 加减运用： 阳脱参附龙牡蛎，气阴耗竭生脉散。

温脾汤（《备急千金要方》）

当归9克　　　干姜9克　　　附子6克

人参6克　　　芒硝6克　　　大黄15克

甘草6克

吴茱萸汤（《伤寒论》）

吴茱萸9克　　　人参9克　　　生姜18克

大枣4枚

杞菊地黄丸（《麻疹全书》）

熟地黄24克　　　山茱萸12克　　　干山药12克

泽泻9克　　　牡丹皮9克　　　茯苓9克

枸杞子9克　　　菊花9克

羚角钩藤汤（《通俗伤寒论》）

羚角片4.5克	双钩藤9克	霜桑叶6克
菊花9克	生地黄15克	生白芍9克
川贝母12克	淡竹茹15克	茯神木9克
生甘草3克		

参附汤（《圣济总录》）

人参15克	附子15克	青黛15克

苏合香丸（《太平惠民和剂局方》）

苏合香15克	安息香30克	冰片15克
麝香30克	檀香30克	沉香30克
丁香30克	香附30克	诃子30克
荜茇30克	白术30克	乳香（制）15克
朱砂30克	木香30克	水牛角30克

涤痰汤（《奇效良方》）

胆南星7.5克	半夏7.5克	枳实6克
茯苓6克	橘红4.5克	石菖蒲3克
人参3克	竹茹2.1克	甘草1.5克
生姜5片		

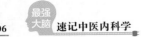
第五节 阳 痿

◎ 思维导图

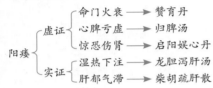

阳痿
- 虚证
  - 命门火衰 ━━━▶ 赞育丹
  - 心脾亏虚 ━━━▶ 归脾汤
  - 惊恐伤肾 ━━━▶ 启阳娱心丹
- 实证
  - 湿热下注 ━━━▶ 龙胆泻肝汤
  - 肝郁气滞 ━━━▶ 柴胡疏肝散

◎ 方正总览

方证串联 歌诀记忆	杨伟敢于(打)柴,(因)龙食热,命火 (炼)赞丹,惊恐娱乐心境归心脾
联想	杨伟敢于打柴,因为皇帝(龙)喜欢吃热食, 还命令用火炼赞丹,他很惊恐,这种丹药竟然 能够娱乐心境并归心脾
逐字拆解	敢于打柴——肝郁气滞,柴胡疏肝汤 龙食热——龙胆泻肝汤,湿热下注 命火(炼)赞丹——命门火衰,赞育丹 惊恐——惊恐伤肾 娱乐心境——启阳娱心丹 归心脾——归脾汤,心脾亏虚
方证对应	虚证: 　命门火衰——赞育丹 　心脾亏虚——归脾汤 　惊恐伤肾——启阳娱心丹 实证: 　湿热下注——龙胆泻肝汤 　肝郁气滞——柴胡疏肝散

◎ 辨证论治

证型		病机	治法	代表方药	方歌
虚证	命门火衰	命门火衰，宗筋失温	温肾壮阳	赞育丹	赞育丹 赞育熟地归杜仲， 巴戟淫羊术苁蓉； 蛇桂枸茅萸附韭， 或加参茸效亦同。 加减运用： 覆盆金樱益智仁， 补肾固精滑精增； 阴阳两虚还少丹， 左归丸用补阴真。
	心脾亏虚	心脾两虚，气血乏源，宗筋失养	补益心脾	归脾汤	归脾汤 归脾汤用术参芪， 归草茯神远志随； 酸枣木香龙眼肉， 煎加姜枣益心脾。 加减运用： 巴戟仙灵九香虫， 露蜂房以起阳痿。
	惊恐伤肾	惊恐伤肾，肾精破散，心气逆乱，气血不畅，宗筋失养	益肾宁神	启阳娱心丹	启阳娱心丹 四君归芍远志蒲， 砂仁神曲药橘红； 柴胡菟丝山药枣， 启阳娱心平惊恐。 加减运用： 磁石龙骨镇安神， 化瘀川芎同丹参； 蜈蚣蜂房通络好， 瘀血阻络服之能。

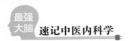

续表

证型		病机	治法	代表方药	方歌
实证	湿热下注	湿热下注，蕴结肝经，宗筋不利	清热利湿	龙胆泻肝汤	龙胆泻肝汤 龙胆泻肝栀芩柴，生地车前泽泻偕；木通甘草当归合，肝经湿热力能排。 加减运用： 苦参地肤蛇床子，阴部潮湿又瘙痒；湿盛困遏脾肾阳，平胃散合右归丸；知柏地黄降虚火，潮热脉数服能安。
	肝郁气滞	所愿不遂，肝郁气滞，血行不畅，宗筋不用	疏肝解郁	柴胡疏肝散	柴胡疏肝散 柴胡疏肝芍川芎，陈皮枳壳草香附；疏肝解郁兼理血，胸胁疼痛皆能除。 加减运用： 丹栀龙胆肝火旺，肝郁脾虚逍遥良；赤芍丹参鸡血藤，活血化瘀瘀血康。

赞育丹（《景岳全书》）

熟地黄250克	白术250克	当归180克
枸杞子180克	杜仲120克	仙茅120克
巴戟肉120克	山茱萸120克	淫羊藿120克
肉苁蓉120克	韭菜子120克	蛇床子60克
附子60克	肉桂60克	

归脾汤（《正体类要》）

白术9克	当归9克	茯神9克
黄芪12克	远志6克	龙眼肉12克
酸枣仁12克	人参6克	木香6克
炙甘草3克	生姜6克	大枣3枚

启阳娱心丹（《辨证录》）

人参60克	远志120克	茯神150克
石菖蒲30克	甘草30克	橘红30克
砂仁30克	柴胡30克	菟丝子240克
白术240克	当归120克	生酸枣仁120克
白芍180克	山药180克	神曲90克

龙胆泻肝汤（《医方集解》）

龙胆草6克	栀子9克	黄芩9克
泽泻12克	木通9克	车前子9克
当归3克	生地黄9克	柴胡6克
生甘草6克		

柴胡疏肝散（《医学统旨》）

柴胡6克	陈皮6克	川芎5克
芍药5克	枳壳5克	香附5克
炙甘草3克		

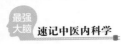

第六节 遗 精

◎ 思维导图

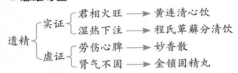

$$遗精\begin{cases}实证\begin{cases}君相火旺\longrightarrow 黄连清心饮\\湿热下注\longrightarrow 程氏萆薢分清饮\end{cases}\\虚证\begin{cases}劳伤心脾\longrightarrow 妙香散\\肾气不固\longrightarrow 金锁固精丸\end{cases}\end{cases}$$

◎ 方证总览

方证串联歌诀记忆	一进军火还年轻，失了辟邪，老新妙想，生气不顾金锁
联想	司令一进军火库，感觉自己还年轻，虽然失去了军火库能够辟邪，新老兵奇思妙想多，就是不干活，司令生气不顾金锁就走了
逐字拆解	一进——遗精 军火——君相火旺 还年轻——黄连清心饮 失了——湿热下注 辟邪——程氏萆薢分清饮 老新——劳伤心脾 妙想——妙香散 生气不顾——肾气不固 金锁——金锁固精丸
方证对应	实证： 　　君相火旺——黄连清心饮 　　湿热下注——程氏萆薢分清饮 虚证： 　　劳伤心脾——妙香散 　　肾气不固——金锁固精丸

◎ 辨证论治

证型		病机	治法	代表方药	方歌
实证	君相火旺	君相火动，迫精妄泄	清心泄肝	黄连清心饮	黄连清心饮 黄连清心饮生地，当归甘草酸枣仁；茯神远志参莲子，清心泄肝功效良。 加减运用： 天冬玄参治阴虚，遗精日久螵智萸；心中烦热淡豆豉，肝火偏旺龙胆需。
	湿热下注	湿热内蕴，下扰精室	清热利湿	程氏萆薢分清饮	程氏萆薢分清饮 程氏萆薢分清饮，黄柏白术菖蒲茯；莲心丹参车前子，湿热淋浊宜早图。 加减运用： 草果茵陈佩兰煮，口苦口黏用之除；龙胆泻肝泄湿热，胁肋疼痛口干苦。
虚证	劳伤心脾	心脾两虚，气不摄精	调补心脾　益气摄精	妙香散	妙香散 妙香山药苓茯神，远志黄芪与人参；桔梗甘草香辰砂，麝合之劳心脾。 加减运用： 补中益气治气陷，心脾两虚归脾汤。

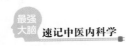
续表

证型	病机	治法	代表方药	方歌
肾气不固	肾元虚衰，封藏失职	补益肾精	金锁固精丸	金锁固精丸 金锁固精芡莲须， 沙苑龙骨与牡蛎； 莲粉糊丸盐汤下， 补肾涩精止滑遗。 加减运用： 肉桂锁阳鹿角霜， 阳虚阴部冷难安； 熟地阿胶枸杞子， 阴虚为主用龟板。

黄连清心饮（《增补内经拾遗方论》）

黄连10克	生地黄10克	当归身10克
甘草10克	茯神10克	酸枣仁10克
远志6克	人参10克	石莲肉10克

程氏萆薢分清饮（《医学心悟》）

川萆薢6克	黄柏15克	石菖蒲15克
茯苓3克	白术3克	莲子心2.1克
丹参4.5克	车前子4.5克	

妙香散（《太平惠民和剂局方》）

麝香3克	木香75克	山药30克
茯神30克	茯苓30克	黄芪30克
远志30克	人参15克	桔梗15克
甘草15克	朱砂9克	

金锁固精丸（《医方集解》）

芡实12克	莲须12克	沙苑子12克
龙骨6克	牡蛎6克	莲子肉6克

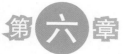

气血津液病证

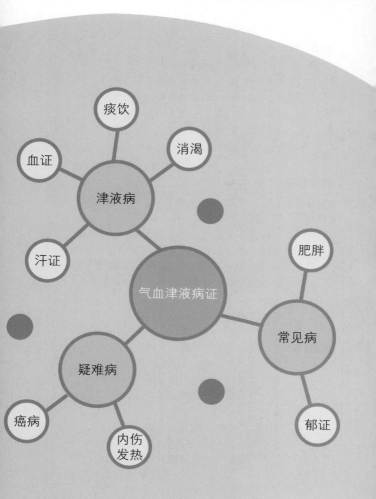

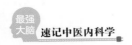

第一节 郁 证

◎ 思维导图

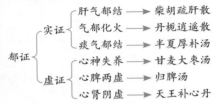

```
              ┌ 肝气郁结 ──→ 柴胡疏肝散
         实证 ┤ 气郁化火 ──→ 丹栀逍遥散
              └ 痰气郁结 ──→ 半夏厚朴汤
郁证 ┤
              ┌ 心神失养 ──→ 甘麦大枣汤
         虚证 ┤ 心脾两虚 ──→ 归脾汤
              └ 心肾阴虚 ──→ 天王补心丹
```

◎ 方证总览

方证串联 歌诀记忆	玉珍肝气郁才疏，画虎胆子小，新皮鬼，堂姐帮下后，新省大卖，新声音田湾
联想	玉珍这个人肝气郁结是因为自己才疏学浅，画虎胆子小，画新皮鬼也是，堂姐帮忙一下后，画作在新省份大卖，新声音（称赞玉珍的声音）在田湾开始增加起来
逐字拆解	玉珍——郁证 肝气郁才疏——肝气郁结，柴胡疏肝散 画虎胆子小——气郁化火，丹栀逍遥散 新皮鬼——心脾两虚，归脾汤 堂姐帮下后——痰气郁结，半夏厚朴汤 新省大卖——心神失养，甘麦大枣汤 新声音田湾——心肾阴虚，天王补心丹
方证对应	实证： 肝气郁结——柴胡疏肝散 气郁化火——丹栀逍遥散 痰气郁结——半夏厚朴汤

续表

方证对应	虚证: 心神失养——甘麦大枣汤 心肾阴虚——天王补心丹 心脾两虚——归脾汤

◎ 辨证论治

证型		病机	治法	代表方药	方歌
实证	肝气郁结	肝郁气滞,脾胃失和	疏肝解郁 理气畅中	柴胡疏肝散	柴胡疏肝散 柴胡疏肝芍川芎, 枳壳陈皮草香附; 疏肝行气兼活血, 胁肋疼痛皆能除。 加减运用: 苏梗半夏代赭石, 胃气上逆旋覆花; 神曲麦芽鸡内金, 消食化滞用山楂; 苍术厚朴白豆蔻, 腹胀泄泻茯苓化; 当归丹参益母草, 妇女经病用红花。
	气郁化火	肝郁化火,横逆犯胃	疏肝解郁 清肝泻火	丹栀逍遥散	丹栀逍遥散 逍遥散中归芍柴, 术苓甘草加姜薄; 疏肝养血兼理脾, 丹栀加入热能排。 加减运用: 热势较重大黄利, 龙胆口苦加便秘; 肝火犯胃左金丸, 舌红少苔有生地;

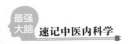

续表

证型		病机	治法	代表方药	方歌
					肝火上炎头目痛， 菊花钩藤刺蒺藜。
	痰气郁结	气郁痰凝，阻滞胸咽	行气开郁　化痰散结	半夏厚朴汤	半夏厚朴汤 半夏厚朴金匮方， 茯苓苏叶加生姜； 咽有炙脔呕吐酸， 肝气犯胃服此汤。 加减运用： 理气除湿胸脘闷， 香附佛手苍术增； 痰郁化热见烦躁， 芩连瓜蒌竹茹审； 胸胁刺痛舌质暗， 降香郁金与丹参。
虚证	心神失养	营阴暗耗，心神失养	甘润缓急　养心安神	甘麦大枣汤	甘麦大枣汤 妇人脏躁欲悲伤， 如有神灵太息长； 小麦一升三两草， 十枚大枣力相当。 加减运用： 当归生地珠母珍， 血虚生风并钩藤； 安神茯首柏枣仁， 理气降逆五磨饮。
	心脾两虚	脾虚血亏，心失所养	健脾养心	归脾汤	归脾汤 归脾汤用术参芪， 归草茯神远志随； 酸枣木香龙眼肉， 煎加姜枣益心脾。

续表

证型	病机	治法	代表方药	方歌
		补益气血		加减运用： 郁金佛手欢皮方， 情志不舒心胸满； 生地麦冬加黄连， 阴虚火旺又心烦。
心肾阴虚	阴精亏虚，阴不涵阳	滋养心肾	天王补心丹	天王补心丹 补心丹用柏枣仁， 二冬生地当归身； 三参桔梗朱砂味， 远志茯苓共养神。 加减运用： 心肾不交心火亢， 肾水不足交泰丸； 芡实莲子金樱子， 补肾固涩遗精康。

柴胡疏肝散（《医学统旨》）

柴胡6克	陈皮6克	川芎5克
芍药5克	枳壳5克	香附5克
炙甘草3克		

丹栀逍遥散（《内科摘要》）

炙甘草1.5克	当归3克	芍药3克
茯苓3克	炒白术3克	柴胡1.5克
炒栀子1.5克	牡丹皮1.5克	薄荷1.5克
生姜3片		

半夏厚朴汤（《金匮要略》）

半夏12克	厚朴9克	茯苓12克
生姜15克	苏叶6克	

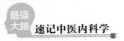

甘麦大枣汤（《金匮要略》）

| 甘草9克 | 小麦15克 | 大枣10枚 |

归脾汤（《正体类要》）

白术9克	当归9克	茯神9克
黄芪12克	远志6克	龙眼肉12克
酸枣仁12克	人参6克	木香6克
炙甘草3克	生姜6克	大枣3枚

天王补心丹（《校注妇人良方》）

生地黄12克	当归身9克	天冬9克
麦冬9克	柏子仁9克	酸枣仁9克
五味子5克	人参5克	玄参5克
丹参5克	白茯苓5克	远志5克
桔梗5克	朱砂5克	

第二节 血 证

◎ **思维导图**

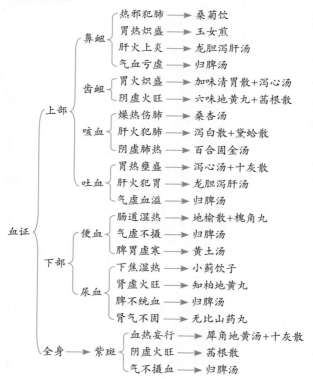

◎ 方证总览

方剂串联 歌诀记忆	血证辨治上下七，明堂玉龙归桑菊； 加味清胃合泻心，六地茜根功肾余； 咳血桑杏泻白黛，百合固金疗阴虚； 泻心十龙归太仓，遍地槐角归黄土； 知地蓟归无州都，犀地十归茜紫肤。
逐字拆解	七——指血证的七个具体病证，包括鼻衄、齿衄、咳血、吐血、便血、尿血、紫斑 明堂——《灵枢·五色》："明堂者，鼻也。"这里代指鼻衄 玉——玉女煎 龙——龙胆泻肝汤 归——归脾汤 桑菊——桑菊饮 加味清胃合泻心——加味清胃散合泻心汤 六地茜根——六味地黄丸合茜根散 肾——齿为肾之余，这里代指齿衄 桑杏——桑杏汤 泻白黛——泻白散合黛蛤散 百合固金——百合固金汤 泻心十——泻心汤合十灰散 龙——龙胆泻肝汤 太仓——《灵枢·胀论》："胃者，太仓也。"这里代指吐血 遍——便，这里代指便血 地槐——地榆散合槐角丸 黄土——黄土汤 知地——知柏地黄丸 蓟——小蓟饮子 无——无比山药丸 州都——《素问·灵兰秘典论》："膀胱者，州都之官，津液藏焉。"这里代指尿血 犀地十——犀角地黄丸合十灰散 茜——茜根散 紫肤——意为紫色的皮肤，这里代指紫斑

续表

方证对应	鼻衄： 　　热邪犯肺——桑菊饮 　　胃热炽盛——玉女煎 　　肝火上炎——龙胆泻肝汤 　　气血亏虚——归脾汤 齿衄： 　　胃火炽盛——加味清胃散合泻心汤 　　阴虚火旺——六味地黄丸合茜根散 咳血： 　　燥热伤肺——桑杏汤 　　肝火犯肺——泻白散合黛蛤散 　　阴虚肺热——百合固金汤 吐血： 　　胃热壅盛——泻心汤合十灰散 　　肝火犯胃——龙胆泻肝汤 　　气虚血溢——归脾汤 便血： 　　肠道湿热——地榆散合槐角丸 　　气虚不摄——归脾汤 　　脾胃虚寒——黄土汤 尿血： 　　下焦湿热——小蓟饮子 　　肾虚火旺——知柏地黄丸 　　脾不统血——归脾汤 　　肾气不固——无比山药丸 紫斑： 　　血热妄行——犀角地黄汤合十灰散 　　阴虚火旺——茜根散 　　气不摄血——归脾汤

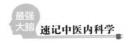

◎ **辨证论治**

证型	病机	治法	代表方药	方歌
鼻衄	热邪犯肺	燥热伤肺，血热妄行，上溢清窍	清泄肺热 凉血止血	桑菊饮	桑菊饮中桔杏翘，芦根甘草薄荷饶；清疏肺卫轻宣剂，风温咳嗽服之消。加减运用：黄芩栀子肺热安，不见表证桔薄删；增液汤中玄地冬，阴伤润治鼻咽干。
	胃热炽盛	胃火上炎，迫血妄行	清胃泻火 凉血止血	玉女煎	玉女煎 玉女石膏熟地黄，知母麦冬牛膝襄；肾虚胃火相为病，牙痛齿衄宜煎尝。加减运用：丹皮黄芩山栀子，清热泻火热势盛；大便秘结生大黄，斛竹花粉阴伤渴。
	肝火上炎	火热上炎，迫血妄行，上溢清窍	清肝泻火 凉血止血	龙胆泻肝汤	龙胆泻肝汤 龙胆泻肝栀芩柴，生地车前泽泻偕；木通甘草当归合，肝经湿热力能排。加减运用：旱莲凉血阴又滋，玄参麦冬女贞子；车前泽泻与当归，阴液亏虚不用之；

续表

证型		病机	治法	代表方药	方歌
					滋阴清热加知母， 玄参龟板地骨皮。
	气血亏虚	气虚不摄， 血溢清窍， 血去气伤， 气血两亏	补气摄血	归脾汤	*归脾汤* 归脾汤用术参芪， 归草茯神远志随； 酸枣木香龙眼肉， 煎加姜枣益心脾。 *加减运用：* 云南白药止局部， 棉花青黛塞鼻入； 塞鼻散用湿棉条， 合用鼻衄立止出。
齿衄	胃火炽盛	胃火内炽， 循经上犯， 灼伤血络	清胃泻火 凉血止血	加味清胃散 合泻心汤	*加味清胃散* 加味清胃丹连翘， 归地升麻草犀角； 胃火炽盛血外溢， 凉血止血齿衄消。 *泻心汤* 火热上攻心气伤， 清浊二道血洋洋； 大黄二两芩连一， 釜下抽薪请细详。 *加减运用：* 石膏知母清实热， 齿衄白虎用之宜。

续表

证型	病机	治法	代表方药	方歌
阴虚火旺	肾阴不足，虚火上炎，络损血溢	滋阴降火 凉血止血	六味地黄丸合茜根散	**六味地黄丸** 六味地黄山药萸， 泽泻苓丹三泻侣； 三阴并补重滋肾， 肾阴不足效可居。 **茜根散** 景岳全书茜根散， 凉血止血滋阴擅； 茜根黄芩侧柏叶， 生地阿胶甘草全。 加减运用： 茅根藕节仙鹤草， 凉血止血可强效； 白薇知母地骨皮， 虚火较盛手足熬。
咳血 燥热伤肺	燥热伤肺，肺失清肃，肺络受损	清热润肺 宁络止血	桑杏汤	**桑杏汤** 桑杏汤中浙贝宜， 沙参栀豉与梨皮； 干咳鼻涸又身热， 清宣凉润温燥医。 加减运用： 银翘牛蒡散风热， 芩知桑皮茜痰热； 玄冬花粉津伤重， 栀芦二蓟咳血盛。
肝火犯肺	木火刑金，肺失清肃，肺络受损	清肝泻火 凉血止血	泻白散合黛蛤散	**泻白散** 泻白桑皮地骨皮， 粳米甘草扶肺气； 清泻肺热平和剂， 热伏肺中喘咳医。

续表

证型		病机	治法	代表方药	方歌
					黛蛤散 青黛、蛤壳 加减运用： 丹栀肝火盛可收， 鱼腥清肺痰黄稠； 犀角地黄血鲜红， 血热妄行血热候。
	阴虚肺热	虚火灼肺，肺失清肃，肺络受损	滋阴润肺 宁络止血	百合固金汤	百合固金汤 百合固金二地黄， 玄参贝母桔草藏； 麦冬芍药当归配， 喘咳痰血肺家伤。 加减运用： 凉血止血十灰合， 阿胶三七血多咳； 青蒿鳖甲地骨皮， 白薇阴虚与内热； 牡蛎五味浮小麦， 盗汗可加糯稻根。
吐血	胃热壅盛	胃热内郁，热伤胃络	清胃泻火 化瘀止血	泻心汤合十灰散	泻心汤 火热上攻心气伤， 清浊二道血洋洋； 大黄二两芩连一， 釜下抽薪请细详。 十灰散 十灰散用十般灰， 柏茅茜荷丹棕煨； 二蓟栀黄各炒黑， 上部出血势能摧。

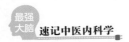

续表

证型	病机	治法	代表方药	方歌
				加减运用： 胃气上逆又呕吐， 赭石竹茹花旋覆； 热伤胃阴口干渴， 天花麦冬加石斛。
肝火犯胃	肝火横逆，胃络损伤	泻肝清胃 凉血止血	龙胆泻肝汤	龙胆泻肝汤 龙胆泻肝栀芩柴， 生地车前泽泻偕； 木通甘草当归合， 肝经湿热力能排。 加减运用： 肋痛香附同郁金， 牡蛎龟鳖理气灵； 血瘀较盛有积块， 犀角赤芍血妄行。
气虚血溢	中气亏虚，统血无权，血液外溢	健脾益气摄血	归脾汤	归脾汤 归脾汤用术参芪， 归草茯神远志随； 酸枣木香龙眼肉， 煎加姜枣益心脾。 加减运用： 温经摄血柏叶汤， 吐血亦可因脾虚。
便血	肠道湿热	湿热蕴结，脉络受损，血溢肠道	清化湿热 凉血止血	地榆散合槐角丸	地榆散 地榆散用地榆苓， 芩连茜根山栀仁； 湿热伤络大便血， 清肠化湿止血灵。 槐角丸 槐角丸有地榆防， 当归黄芩枳壳匡；

续表

证型		病机	治法	代表方药	方歌
					血热得凉自可止， 擅治肠风及脱肛。 加减运用： 清脏汤合脏连丸， 湿热未尽营阴伤。
	气虚不摄	中气亏虚，气不摄血，血溢胃肠	益气摄血	归脾汤	归脾汤 归脾汤用术参芪， 归草茯神远志随； 酸枣木香龙眼肉， 煎加姜枣益心脾。 加减运用： 升麻柴胡黄芪随， 中气下陷内脏垂。
	脾胃虚寒	中焦虚寒，统血无力，血溢胃肠	健脾温中　养血止血	黄土汤	黄土汤 远血先便血续来， 半斤黄土莫徘徊； 术胶附地芩甘草， 三两同行血证该。 加减运用： 干姜艾叶鹿角霜， 阳虚较盛无二黄。
尿血	下焦湿热	热伤脉络，血渗膀胱	清热利湿　凉血止血	小蓟饮子	小蓟饮子 小蓟生地藕蒲黄， 滑竹通栀归草襄； 凉血止血利通淋， 下焦瘀热血淋康。 加减运用： 桃红牛膝活血良， 大便秘结用大黄； 槐花茅根凉止血， 黄芩花粉清热强。

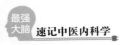
续表

证型	病机	治法	代表方药	方歌
肾虚火旺	虚火内炽,灼伤脉络	滋阴降火 凉血止血	知柏地黄丸	知柏地黄丸 六味地黄益肾肝,茱薯丹泽地苓专;阴虚火旺加知柏,养肝明目杞菊煎。 加减运用: 白薇地皮清虚热,潮热舌干与脉数。
脾不统血	中气亏虚,统血无力,血渗膀胱	补中健脾 益气摄血	归脾汤	归脾汤 归脾汤用术参芪,归草茯神远志随;酸枣木香龙眼肉,煎加姜枣益心脾。 加减运用: 升麻柴胡能升提,气虚下陷服之宜;党参黄芪与白术,益气升阳又补气。
肾气不固	肾虚不固,血失藏摄	补益肾气 固摄止血	无比山药丸	无比山药丸 局方无比山药丸,六味地黄要去丹;苁蓉菟丝仲巴戟,牛膝五味石脂全。 加减运用: 牡蛎骨脂金樱用,固涩止血尿血重;鹿角狗脊补督脉,肾虚不足腰腿痛。

续表

证型		病机	治法	代表方药	方歌
紫斑	血热妄行	热壅经络，迫血妄行	清热解毒　凉血止血	犀角地黄汤合十灰散	犀角地黄汤 犀角地黄芍药丹， 血热妄行吐衄斑； 蓄血发狂舌质绛， 凉血散瘀病可痊。 十灰散 十灰散用十般灰， 柏茅茜荷丹榈煨； 二蓟栀黄各炒黑， 上部出血势能摧。 加减运用： 膏紫龙胆热毒伤， 芍甘榆槐热壅肠； 关节肿痛热阻络， 秦艽木瓜桑枝良。
	阴虚火旺	虚火内炽，灼伤脉络	滋阴降火　宁络止血	茜根散	茜根散 景岳全书茜根散， 凉血止血滋阴擅； 茜根黄芩侧柏叶， 生地阿胶甘草全。 加减运用： 玄参龟板女贞子， 旱莲养阴血又滋； 秦艽白薇地骨皮， 潮热加入虚热止； 大蓟槐花茜草根， 凉血止血瘀斑释。

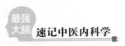

续表

证型	病机	治法	代表方药	方歌
气不摄血	中气亏虚，统摄无力	补气摄血	归脾汤	*归脾汤* 归脾汤用术参芪， 归草茯神远志随； 酸枣木香龙眼肉， 煎加姜枣益心脾。 *加减运用：* 菟丝续断山茱萸， 肾气不足腰酸软。

桑菊饮（《温病条辨》）

桑叶7.5克　　　菊花3克　　　杏仁6克

连翘5克　　　薄荷2.5克　　　苦桔梗6克

甘草2.5克　　　芦根6克

玉女煎（《景岳全书》）

石膏9~15克　　　熟地黄9~30克　麦冬6克

知母5克　　　牛膝5克

龙胆泻肝汤（《医方集解》）

龙胆草6克　　　栀子9克　　　黄芩9克

泽泻12克　　　木通9克　　　车前子9克

当归3克　　　生地黄9克　　　柴胡6克

甘草6克

归脾汤（《正体类要》）

白术9克　　　当归9克　　　茯神9克

黄芪12克　　　远志6克　　　龙眼肉12克

酸枣仁12克　　　人参6克　　　木香6克

炙甘草3克　　　生姜6克　　　大枣3枚

加味清胃散（《校注妇人良方》）

黄连（炒）4.5克　　　　　生地黄3克

牡丹皮3克　　当归3克　　升麻6克

犀角（水牛角代）3克　　　连翘3克

甘草3克

泻心汤（《金匮要略》）

大黄6克　　黄连3克　　黄芩3克

六味地黄丸（《小儿药证直诀》）

熟地黄24克　　山茱萸12克　　干山药12克

泽泻9克　　牡丹皮9克　　茯苓9克

茜根散（《重订严氏济生方》）

茜草30克　　黄芩30克　　阿胶30克

侧柏叶30克　　生地黄30克　　炙甘草15克

桑杏汤（《温病条辨》）

桑叶3克　　杏仁4.5克　　沙参6克

浙贝母3克　　淡豆豉3克　　栀子皮3克

梨皮3克

泻白散（《小儿药证直诀》）

桑白皮15克　　粳米6克　　地骨皮15克

炙甘草3克

黛蛤散（《中国药典》）

青黛30克　　蛤壳300克

百合固金汤（《慎斋遗书》）

百合12克　　熟地黄9克　　生地黄9克

当归身9克　　白芍6克　　甘草3克

桔梗6克　　玄参3克　　贝母6克

麦冬9克

十灰散（《十药神书》）

大蓟9克	小蓟9克	荷叶9克
侧柏叶9克	白茅根9克	茜草9克
栀子9克	大黄9克	牡丹皮9克
棕榈皮9克		

槐角丸（《太平惠民和剂局方》）

| 当归100克 | 地榆100克 | 槐角（炒）200克 |
| 防风100克 | 黄芩100克 | 枳壳（炒）100克 |

地榆散（《仁斋直指方论》）

| 地榆20克 | 茯苓20克 | 黄芩20克 |
| 黄连20克 | 茜草20克 | 栀子0.4克 |

黄土汤（《金匮要略》）

甘草9克	干地黄9克	白术9克
炮附子9克	阿胶9克	黄芩9克
灶心土30克		

小蓟饮子（《济生方》）

生地黄9克	小蓟9克	滑石9克
木通9克	蒲黄9克	藕节9克
淡竹叶9克	当归9克	栀子9克
甘草9克		

知柏地黄丸（《医方考》）

知母6克	熟地黄24克	黄柏6克
山茱萸12克	山药12克	牡丹皮9克
茯苓9克	泽泻9克	

无比山药丸（《备急千金要方》）

山药60克	肉苁蓉120克	五味子180克
菟丝子90克	杜仲90克	牛膝30克
泽泻30克	干地黄30克	山茱萸30克

茯神30克　　　巴戟天30克　　赤石脂30克

犀角地黄汤（《外台秘要》）

犀角（水牛角代）30克　　　生地黄24克

芍药12克　　　牡丹皮9克

第三节　痰　饮

◎ 思维导图

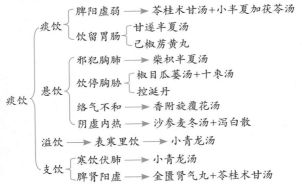

◎ 方证总览

方证串联 歌诀记忆	痰饮苓桂半苓依，甘遂半夏己椒宜； 柴半椒蒌十枣控，深冬泻白香旋医； 双龙溢支化表里，金匮苓甘温肾脾。
逐字拆解	苓桂半苓——苓桂术甘汤合小半夏加茯苓汤 甘遂半夏己椒——甘遂半夏汤或己椒苈黄丸 柴半——柴枳半夏汤 椒蒌十枣控——椒目瓜蒌汤合十枣汤或控涎丹 深冬泻白——沙参麦冬汤合泻白散 香旋——香附旋覆花汤 双龙——小青龙汤（表寒里饮、寒饮伏肺俱适用） 金匮苓甘——金匮肾气丸合苓桂术甘汤

续表

方证对应	痰饮： 　脾阳虚弱——苓桂术甘汤合小半夏加茯苓汤 　饮留胃肠——甘遂半夏汤或己椒苈黄丸 悬饮： 　邪犯胸肺——柴枳半夏汤 　饮停胸胁——椒目瓜蒌汤合十枣汤或控涎丹 　络气不和——香附旋覆花汤 　阴虚内热——沙参麦冬汤合泻白散 溢饮： 　表寒里饮——小青龙汤 支饮： 　寒饮伏肺——小青龙汤 　脾肾阳虚——金匮肾气丸合苓桂术甘汤

◎ 辨证论治

证型	病机	治法	代表方药	方歌
痰饮	脾阳虚弱，清阳不升，水饮停胃	脾阳虚弱，清阳不升，水饮停胃	温脾化饮	苓桂术甘汤合小半夏加茯苓汤	苓桂术甘汤 病因吐下气冲胸， 起则头眩身振从； 茯四桂三术草二， 温中降逆效从容。 小半夏加茯苓汤 呕吐悸眩痞又呈， 四苓半夏八姜烹； 膈间有水金针度， 淡渗而辛得病情。 加减运用： 心悸气短加黄芪， 便溏健脾加薏苡； 温脾散寒吴茱萸， 薤白瓜蒌消痰痞； 苔滑而灰肾阳虚， 命门火补制附子。

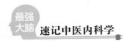

续表

证型	病机	治法	代表方药	方歌
饮留胃肠	水饮壅结，留于胃肠，郁久化热	攻下逐饮	甘遂半夏汤或己椒苈黄丸	甘遂半夏汤 满从利减续还来， 甘遂三枚芍五枚； 十二枚夏指大草， 水煎加蜜法双该。 己椒苈黄丸 肠中有水口带干， 腹里为肠按部观； 椒己苈黄皆一两， 蜜丸饮服日三餐。 加减运用： 胃有坚满朴陈皮， 木香胃痛用理气； 腹满反复用干姜， 黄芪白术合补气； 肠鸣腹满须理气， 枳壳加上大腹皮； 花粉葛根口干燥， 砂仁陈皮舌苔腻。
悬饮	邪犯胸肺，枢机不利，肺失宣降	和解宣利	柴枳半夏汤	柴枳半夏汤 柴枳半夏用柴胡， 枳壳半夏芩蒌辅； 桔梗杏仁青皮草， 和解清热饮邪除。 加减运用： 桑皮芥子咳痰复， 浙贝竹沥痰难出； 胁痛较盛需通络， 郁金桃仁配延胡； 黄连半夏配瓜蒌， 心下硬痞辛开苦； 麻黄杏仁与石膏， 清热宣肺无柴胡。

续表

证型	病机	治法	代表方药	方歌
饮停胸胁	饮停胸胁，脉络受阻，肺气郁滞	泻肺祛饮	椒目瓜蒌汤合十枣汤或控涎丹	椒目瓜蒌汤 椒目瓜蒌葶苈子，桑皮苏子半夏苓；橘红蒺藜与生姜，泄肺祛饮效如神。 十枣汤 大戟芫花甘遂平，妙将十枣煮汤行；中风表证全除尽，里气未和此法呈。 控涎丹 控涎丹中白芥子，大戟甘遂合逐水；三因极一辨证方，化痰逐水效可夸。 加减运用：薤白杏仁通胸阳，中阳不足闷胸脘；桂枝白术与甘草，通阳健脾胸胁满；桔梗杏仁枇杷叶，肺气发之减咳喘。
络气不和	饮邪久郁，气机不利，络脉痹阻	理气和络	香附旋覆花汤	香附旋覆花汤 香附旋覆苏子霜，薏苡半夏与茯苓；橘皮合用能理气，化饮通络效最奇。 加减运用：瓜蒌枳壳痰气壅，久痛入络桃仁用；

续表

证型	病机	治法	代表方药	方歌
				黄芪茯苓扶正气，饮留不尽兼胁痛；红花乳香与没药，通草冬瓜路路通。
阴虚内热	饮阻气郁，化热伤阴，肺气不利	滋阴清热	沙参麦冬汤合泻白散	沙参麦冬汤 沙参麦冬扁豆桑，玉竹花粉甘草襄；肺胃阴虚燥象见，胃嘈干咳最堪当。 泻白散 泻白桑皮地骨皮，粳米甘草扶肺气；清泻肺热平和剂，热伏肺中喘咳医。 加减运用： 瓜蒌郁金丝瓜络，胸胁闷痛要通络；鳖甲劳叶清虚热，百部贝母咳痰多；黄芪五味太子参，神疲气短出汗多。
溢饮	表寒里饮	肺脾失调，寒水内留，泛流肢体	发表化饮	小青龙汤 小青龙汤最有功，风寒束表饮停胸；辛夏甘草和五味，姜桂麻黄芍药同。 加减运用： 表寒不显大龙清，泽泻水停猪茯苓；杏仁射干葶苈子，饮邪犯肺痰喘鸣。

续表

证型		病机	治法	代表方药	方歌
支饮	寒饮伏肺	寒饮伏肺，遇寒引动，肺失宣降	宣肺化饮	小青龙汤	*小青龙汤* 小青龙汤最有功， 风寒束表饮停胸； 辛夏甘草和五味， 姜桂麻黄芍药同。 *加减运用：* 甘遂大戟壅盛饮， 苓甘五味复姜辛； 肺气已虚无表证， 痰热郁久伤肺阴； 麦门冬汤加瓜蒌， 贝母黄芩术防己。
	脾肾阳虚	支饮日久，脾肾阳虚，饮射心肺	温脾补肾　以化水饮	金匮肾气丸合苓桂术甘汤	*金匮肾气丸* 温经暖肾整胞宫， 丹泽苓三地八融； 四两黄薯桂附一， 端教系正肾元充。 *苓桂术甘汤* 病因吐下气冲胸， 起则头眩身振从； 茯四桂三术草二， 温中降逆效从容。 *加减运用：* 半夏陈皮化中痰， 薏苡猪苓同泽兰； 泽兰牛益水湿肿， 饮邪上犯五苓散。

苓桂术甘汤（《金匮要略》）

茯苓12克　　　　桂枝9克　　　　白术6克

炙甘草6克

小半夏加茯苓汤（《金匮要略》）

半夏16克　　　生姜16克　　　茯苓6~16克

甘遂半夏汤（《金匮要略》）

甘遂3克　　　　半夏9克　　　　芍药15克

炙甘草6克

己椒苈黄丸（《金匮要略》）

防己14克　　　　椒目14克　　　　葶苈子14克

大黄14克

柴枳半夏汤（《医学入门》）

柴胡6克　　　　半夏3克　　　　黄芩3克

瓜蒌仁3克　　　枳壳3克　　　　桔梗3克

杏仁2.4克　　　青皮2.4克　　　甘草1.2克

椒目瓜蒌汤（《医醇剩义》）

椒目10克　　　　瓜蒌12克　　　桑白皮12克

葶苈子6克　　　橘红12克　　　半夏12克

茯苓15克　　　　苏子6克　　　　生姜10克

蒺藜12克

十枣汤（《伤寒论》）

芫花1.5克　　　大戟1.5克　　　甘遂1.5克

大枣10枚

控涎丹（《三因极一病证方论》）

甘遂6克　　　　紫大戟6克　　　白芥子6克

香附旋覆花汤（《温病条辨》）

生香附9克　　　旋覆花9克　　　苏子霜9克

广陈皮6克　　　半夏15克　　　茯苓9克

薏苡仁15克

沙参麦冬汤（《温病条辨》）

沙参9克	玉竹6克	生甘草3克
冬桑叶4.5克	麦冬9克	生扁豆4.5克
天花粉4.5克		

泻白散（《小儿药证直诀》）

桑白皮15克	粳米6克	地骨皮15克
炙甘草3克		

小青龙汤（《伤寒论》）

麻黄9克	芍药9克	细辛3克
干姜6克	甘草6克	桂枝9克
五味子9克	半夏9克	

金匮肾气丸（《金匮要略》）

干地黄24克	山药12克	山茱萸12克
泽泻9克	茯苓9克	牡丹皮9克
桂枝3克	附子3克	

第四节 消 渴

◎ 思维导图

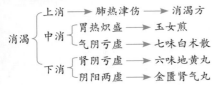

◎ 方证总览

方证串联歌诀记忆	小柯上飞金山消渴，中尉玉女，气晕白猪，下生应六位阴阳金龟
联想	小柯向上飞到了金山就消瘦口渴，看到中尉与玉女结婚，气晕了随从的白猪，发誓下一生应该派六位阴阳金龟来阻挠他们的爱情
逐字拆解	小柯——消渴 上飞金山消渴——上消，肺热津伤，消渴方 中尉玉女——中消，胃热炽盛，玉女煎 气晕白猪——气阴亏虚，七味白术散 下生应六位——下消，肾阴亏虚，六味地黄丸 阴阳金龟——阴阳两虚，金匮肾气丸
方证对应	上消： 　　肺热津伤——消渴方 中消： 　　胃热炽盛——玉女煎 　　气阴亏虚——七味白术散 下消： 　　肾阴亏虚——六味地黄丸 　　阴阳两虚——金匮肾气丸

◎ **辨证论治**

证型		病机	治法	代表方药	方歌
上消	肺热津伤	肺脏燥热，津液失布	清热润肺 生津止渴	消渴方	消渴方 消渴黄连天花粉， 生地藕汁与乳汁； 姜汁蜂蜜润肺津， 清热生津止消渴。 加减运用： 玉泉二冬气阴虚， 补气滋阴功必需； 玉泉丸中益气强， 二冬汤中热清去。
中消	胃热炽盛	胃火内炽，胃热消谷，耗伤津液	清胃泻火 养阴增液	玉女煎	玉女煎 玉女石膏熟地黄， 知母麦冬牛膝襄； 肾虚胃火相为病， 牙痛齿衄宜煎尝。 加减运用： 增液承气通大便， 阴虚液亏大便难。
	气阴亏虚	气阴不足，脾失健运	益气健脾 生津止渴	七味白术散	七味白术散 七味白术共七味， 人参白术与茯苓； 甘草藿香木香葛， 益气养阴又生津。 加减运用： 地骨知母加黄芩， 肺有燥热肺需清； 生地花粉止口渴， 液有不足需滋阴； 山萸五味短气汗， 食胀砂仁鸡内金。

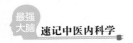

续表

证型		病机	治法	代表方药	方歌
下消	肾阴亏虚	肾阴亏虚，肾失固摄	滋阴固肾	六味地黄丸	六味地黄丸 六味地黄山药萸， 泽泻苓丹三泻侣； 三阴并补重滋肾， 肾阴不足效可居。 加减运用： 知母黄柏泄虚火， 潮热舌干脉细数； 参芪黄精气阴虚， 益智桑螵尿浑浊。
	阴阳两虚	阴损及阳，肾阳衰微，肾失固摄	滋阴温阳 补肾固涩	金匮肾气丸	金匮肾气丸 温经暖肾整胞宫， 丹泽苓三地八融； 四两萸薯桂附一， 端教系正肾元充。 加减运用： 益智桑螵覆盆樱， 益肾收涩尿多频； 党芪黄精气阴虚， 阳虚巴戟肉羊淫。

消渴方（《丹溪心法》）

黄连末　　　　　天花粉末　　　　人乳汁（牛乳代）

藕汁　　　　　　生地黄汁　　　　姜汁

蜂蜜

（原著本方无用量，共搅拌成膏状为度）

玉女煎（《景岳全书》）

石膏9~15克　　　麦冬6克　　　　　熟地黄9~30克

知母5克　　　　　牛膝5克

七味白术散（《小儿药证直诀》）

人参6克	茯苓12克	炒白术12克
甘草3克	藿香叶12克	木香6克
葛根15克		

六味地黄丸（《小儿药证直诀》）

| 熟地黄24克 | 山茱萸12克 | 干山药12克 |
| 泽泻9克 | 牡丹皮9克 | 茯苓9克 |

金匮肾气丸（《金匮要略》）

干地黄24克	山药12克	山茱萸12克
泽泻9克	茯苓9克	牡丹皮9克
桂枝3克	附子3克	

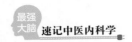

第五节　内伤发热

◎ 思维导图

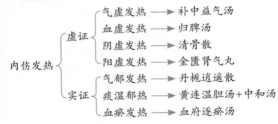

◎ 方证总览

方证串联 歌诀记忆	雷山发热，气不忠，血鬼劈迎亲姑，洋金龟气晕，胆子小，雪鱼雪狐躺尸荒凉温胆中
联想	雷山发热，气手下不忠，因为血鬼劈迎娶亲姑姑，被洋金龟气晕而且胆子又小，雪鱼和雪狐都躺尸在荒凉的温胆中
逐字拆解	雷山发热——内伤发热 气不忠——气虚发热，补中益气汤 血鬼劈——血虚发热，归脾汤 迎亲姑——阴虚发热，清骨散 洋金龟——阳虚发热，金匮肾气丸 气晕——气郁发热 胆子小——丹栀逍遥散 雪鱼——血瘀发热 雪狐——血府逐瘀汤 躺尸——痰湿郁热 荒凉温胆中——黄连温胆汤合中和汤

续表

方证对应	虚证： 　气虚发热——补中益气汤 　血虚发热——归脾汤 　阴虚发热——清骨散 　阳虚发热——金匮肾气丸 实证： 　气郁发热——丹栀逍遥散 　痰湿郁热——黄连温胆汤合中和汤 　血瘀发热——血府逐瘀汤

◎ 辨证论治

证型		病机	治法	代表方药	方歌
虚证	气虚发热	中气不足，阴火内生	益气健脾 甘温除热	补中益气汤	*补中益气汤* 补中益气芪术陈， 升柴参草当归身； 虚劳内伤功独擅， 亦治阳虚外感因。 加减运用： 牡蛎糯根浮麦煨， 固表止汗自汗垂； 苍朴藿香胸脘闷， 桂芍生姜和营卫。
	血虚发热	血虚失养，阴不配阳	益气养血	归脾汤	*归脾汤* 归脾汤用术参芪， 归草茯神远志随； 酸枣木香龙眼肉， 煎加姜枣益心脾。 加减运用： 熟地枸杞制首乌， 血虚较盛一同煮； 茜草三七棕榈炭， 虚热白薇银柴胡；

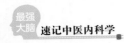

续表

证型	病机	治法	代表方药	方歌
				失血血虚仙鹤草，陈皮神曲芽麦谷；脾虚失健去黄芪，龙眼去之防胀腹。
阴虚发热	阴虚阳盛，虚火内炽	滋阴清热	清骨散	清骨散 清骨散用银柴胡，胡连秦艽鳖甲辅；地骨青蒿知母草，骨蒸劳热一并出。 加减运用： 糯根浮麦同牡蛎，盗汗较盛去蒿青；玄参生地制首乌，阴虚较盛以滋阴；柏仁枣仁夜交藤，失眠不寐养神心；麦冬五味太子参，气虚气短有乏力。
阳虚发热	肾阳亏虚，火不归元	温补阳气 引火归元	金匮肾气丸	金匮肾气丸 温经暖肾整胞宫，丹泽苓三地八融；四两萸薯桂附一，端教系正肾元充。 加减运用： 短气较盛加人参，山萸地黄补肝肾；阳虚较盛仙灵脾，便溏白术干姜成。

续表

证型		病机	治法	代表方药	方歌
实证	气郁发热	气郁日久，化火生热	疏肝理气 解郁泻热	丹栀逍遥散	丹栀逍遥散 逍遥散用归芍柴， 术苓甘草加姜薄； 疏肝养血兼理脾， 丹栀加入热能排。 加减运用： 郁金香附与青皮， 气郁较盛可理气； 黄芩龙胆泄肝火， 泽兰益母月经齐。
	痰湿郁热	痰湿内蕴，壅遏化热	燥湿化痰 清热和中	黄连温胆汤 合中和汤	黄连温胆汤 温胆夏茹枳陈助， 佐以茯草连枣煮； 理气化痰利胆胃， 胆郁痰扰诸证除。 中和汤 中和汤中有苍术， 半夏黄芩加香附； 丹溪心法燥湿痰， 痰湿内蕴此方来。 加减运用： 蔻仁竹茹藿香醒， 和胃泄浊治呕行； 胸闷苔腻金佩兰， 和解少阳青蒿芩。
	血瘀发热	血行瘀滞，瘀热内生	活血化瘀	血府逐瘀汤	血府逐瘀汤 血府当归生地桃， 红花甘草壳赤芍； 柴胡川芎桔牛膝， 血化下行不作劳。

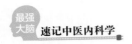

续表

证型	病机	治法	代表方药	方歌
				加减运用： 秦艽白薇丹皮同， 清热凉血发热冲； 丹参郁金延胡索， 活血消瘀定肿痛。

补中益气汤（《脾胃论》）

黄芪18克　　　　炙甘草9克　　　　人参9克

当归身3克　　　　陈皮6克　　　　　升麻6克

柴胡6克　　　　　白术9克

归脾汤（《正体类要》）

白术9克　　　　　当归9克　　　　　茯神9克

黄芪12克　　　　　远志6克　　　　　龙眼肉12克

酸枣仁12克　　　　人参6克　　　　　木香6克

炙甘草3克　　　　　生姜6克　　　　　大枣3枚

清骨散（《证治准绳》）

银柴胡5克　　　　胡黄连3克　　　　秦艽3克

鳖甲3克　　　　　地骨皮3克　　　　青蒿3克

知母3克　　　　　甘草2克

金匮肾气丸（《金匮要略》）

干地黄24克　　　　山药12克　　　　山茱萸12克

泽泻9克　　　　　茯苓9克　　　　　牡丹皮9克

桂枝3克　　　　　附子3克

丹栀逍遥散（《内科摘要》）

炙甘草1.5克　　　当归3克　　　　　芍药3克

茯苓3克　　　　　炒白术3克　　　　柴胡1.5克

炒栀子1.5克　　牡丹皮1.5克　　薄荷1.5克
生姜3片

黄连温胆汤（《六因条辨》）

半夏60克　　　陈皮90克　　　竹茹60克
枳实60克　　　茯苓45克　　　炙甘草30克
大枣1枚　　　黄连45克

中和汤（《扁鹊心书》）

苍术9克　　　半夏6克　　　黄芩6克
香附3克

血府逐瘀汤（《医林改错》）

桃仁12克　　　红花9克　　　当归9克
生地黄9克　　　川芎4.5克　　　赤芍6克
牛膝9克　　　桔梗4.5克　　　柴胡3克
枳壳6克　　　甘草6克

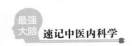

第六节　汗　证

◎ **思维导图**

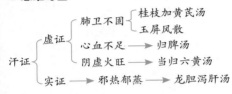

◎ **方证总览**

方证串联歌诀记忆	虚火柳枝挡，热雨龙胆草，心血酿贵啤，肥龟一瓶汽水
联想	虚火而已，用柳枝就可以挡住了，热带雨林有很多龙胆草，所有的心血都用来酿制昂贵的啤酒了，肥胖的龟在喝一瓶汽水
逐字拆解	虚火——阴虚火旺 柳枝挡——当归六黄汤 热雨——邪热郁蒸 心血——心血不足 贵啤——归脾汤 肥——肺卫不固 龟——桂枝加黄芪汤 瓶——玉屏风散
方证对应	虚证： 肺卫不固——桂枝加黄芪汤或玉屏风散 心血不足——归脾汤 阴虚火旺——当归六黄汤 实证： 邪热郁蒸——龙胆泻肝汤

◎ 辨证论治

证型		病机	治法	代表方药	方歌
虚证	肺卫不固	肺气不足，表虚失固，营卫不和，汗液外泄	益气固表	桂枝加黄芪汤或玉屏风散	桂枝加黄芪汤 黄汗都由郁热来，历详变态费心裁；桂枝原剂芪加二，啜粥重温令郁开。 玉屏风散 玉屏风散最有灵，芪术防风鼎足形；表虚汗多易感冒，药虽相畏效相成。 加减运用： 温阳敛汗用附子，麦糯龙牡汗涩止；健脾补肺参白术，阴虚脉数麦味子。
	心血不足	心血耗伤，心液不藏	养血补心	归脾汤	归脾汤 归脾汤用术参芪，归草茯神远志随；酸枣木香龙眼肉，煎加姜枣益心脾。 加减运用： 首乌熟地补精血，合用枸杞血虚甚。
	阴虚火旺	虚火内灼，逼津外泄	滋阴降火	当归六黄汤	当归六黄汤 火炎汗出六黄汤，归柏芩连二地黄；倍用黄芪为固表，滋阴清热敛汗强。 加减运用： 牡蛎小麦糯稻根，固涩敛汗出汗增；

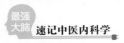

续表

证型	病机	治法	代表方药	方歌
				秦艽白薇银柴胡，虚热清治潮热盛；黄芪益气以固表，麦味地黄滋肺肾。
实证	邪热郁蒸	湿热内蕴，逼津外泄	清肝泄热　化湿和营	龙胆泻肝汤
			龙胆泻肝汤	龙胆泻肝栀芩柴，生地车前泽泻偕；木通甘草当归合，肝经湿热力能排。加减运用：里热茵陈小便赤，湿热四妙面烘热。

桂枝加黄芪汤（《金匮要略》）

桂枝9克　　　　芍药9克　　　　甘草6克

生姜9克　　　　大枣12枚　　　　黄芪6克

玉屏风散（《医方类聚》）

防风30克　　　　黄芪60克　　　　白术60克

归脾汤（《正体类要》）

白术9克　　　　当归9克　　　　茯神9克

黄芪12克　　　　远志6克　　　　龙眼肉12克

酸枣仁12克　　　人参6克　　　　木香6克

炙甘草3克　　　　生姜6克　　　　大枣3枚

当归六黄汤（《兰室秘藏》）

当归6克　　　　生地黄6克　　　　熟地黄6克

黄芩6克　　　　黄柏6克　　　　黄连6克

黄芪12克

龙胆泻肝汤（《医方集解》）

龙胆草6克	栀子9克	黄芩9克
泽泻12克	木通9克	车前子9克
当归3克	生地黄9克	柴胡6克
生甘草6克		

第七节 肥 胖

◎ **思维导图**

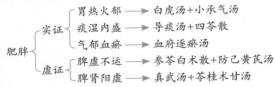

◎ **方证总览**

方证串联 歌诀记忆	尾货小气虎，探视司令谈话，弃学郁闷学府，脾 虚甚白泛黄，令人真无奈
联想	尾货是一些小的气球制成的老虎，探视司令时跟 他谈话，放弃学习了，在学府里很郁闷，脾虚的 人面色甚是苍白泛黄，令人真无奈
逐字拆解	尾货——胃热火郁 小气虎——小承气汤合白虎汤 探视——痰湿内盛 司令——四苓散 谈——导痰汤 弃学——气郁血瘀 学府——血府逐瘀汤 脾虚——脾虚不运、脾肾阳虚 甚白——参苓白术散 泛黄——防己黄芪汤 令人真无奈——真武汤合苓桂术甘汤
方证对应	实证： 　胃热火郁——白虎汤合小承气汤 　痰湿内盛——导痰汤合四苓散

续表

方证对应	气郁血瘀——血府逐瘀汤 虚证： 　脾虚不运——参苓白术散合防己黄芪汤 　脾肾阳虚——真武汤合苓桂术甘汤

◎ 辨证论治

证型		病机	治法	代表方药	方歌
实证	胃热火郁	阳明火热内郁，耗伤津液，膏脂淤积	清胃泻火　佐以消导	白虎汤合小承气汤	白虎汤 阳明白虎辨非难，难在阳邪背恶寒；知六膏斤甘二两，米加六合服之安。 小承气汤 朴二枳三四两黄，小承微结好商量；长沙下法分轻重，妙在同煎切勿忘。 加减运用： 疲乏少力太子参，口苦善饥黄连根；口干多饮天花粉，葛根清热津又生。
	痰湿内盛	痰湿内盛，困遏脾运，阻滞气机	化痰利湿　理气消脂	导痰汤合四苓散	导痰汤 二陈去梅加枳星，方名导痰消积饮；胸膈痞塞肋胀满，坐卧不安服之宁。 四苓散 四苓利水丹溪方，五苓散中去桂枝。

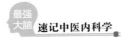

续表

证型		病机	治法	代表方药	方歌
					加减运用： 薤白瓜蒌胸满闷， 砂仁白蔻脘痞胀； 设胖桂枝可化水， 口干花粉能去痰； 大便秘结瓜蒌仁， 麻仁兼施能润肠。
	气郁血瘀	气郁不畅，血行不利，气瘀壅阻	理气解郁 活血化瘀	血府逐瘀汤	血府逐瘀汤 血府当归生地桃， 红花甘草壳赤芍； 柴胡川芎桔牛膝， 血化下行不作劳。 加减运用： 三棱莪术与大黄， 破血逐瘀通大便； 失眠夜交合欢皮， 阳痿水蛭淫羊藿； 泽兰益母月月红， 月经稀少有瘀血； 知母再加山栀子， 郁而化热舌苔黄。
虚证	脾虚不运	脾虚气弱，运化无力，水湿内停	健脾益气 渗利水湿	参苓白术散 合防己黄芪汤	参苓白术散 参苓白术扁豆跟， 山药甘莲砂薏仁； 桔梗上浮兼保肺， 枣汤调服益脾神。 防己黄芪汤 防己黄芪金匮方， 甘草白术枣生姜； 健脾益气又利水， 表虚风水服之康。

续表

证型	病机	治法	代表方药	方歌
				加减运用： 三棱莪术与大黄， 破瘀降浊通便良； 泽兰益母月月红， 活血化瘀月经安； 水蛭羊藿壮肾阳， 夜交合欢睡眠香。
脾肾阳虚	气损及阳，脾肾阳虚，气化温煦失职	补益脾肾　温阳化气	真武汤合苓桂术甘汤	真武汤 真武汤壮肾中阳， 茯苓术芍附生姜； 少阴腹痛有水气， 悸眩瞤惕保安康。 苓桂术甘汤 病因吐下气冲胸， 起则头眩身振从； 茯四桂三术草二， 温中降逆效从容。 加减运用： 佩兰藿香身困重， 泽泻猪苓肢浮肿； 半夏消痞能除满， 合用平胃畅脘中。

白虎汤（《伤寒论》）

石膏50克　　　知母18克　　　炙甘草6克

粳米9克

小承气汤（《伤寒论》）

大黄12克　　　厚朴6克　　　枳实9克

导痰汤（《校注妇人良方》）

制半夏6克　　　橘红3克　　　茯苓3克

枳实3克　　　　　胆南星3克　　　　甘草1.5克

四苓散（《丹溪心法》）

茯苓250克　　　　猪苓250克　　　　泽泻250克
白术250克

血府逐瘀汤（《医林改错》）

桃仁12克　　　　　红花9克　　　　　当归9克
生地黄9克　　　　川芎4.5克　　　　赤芍6克
牛膝9克　　　　　桔梗4.5克　　　　柴胡3克
枳壳6克　　　　　甘草6克

参苓白术散（《太平惠民和剂局方》）

莲子肉9克　　　　薏苡仁9克　　　　砂仁6克
桔梗6克　　　　　白扁豆12克　　　　白茯苓15克
人参15克　　　　　甘草10克　　　　　白术15克
山药15克　　　　　大枣3枚

防己黄芪汤（《金匮要略》）

防己12克　　　　　黄芪15克　　　　　甘草6克
白术9克　　　　　生姜4片　　　　　大枣1枚

真武汤（《伤寒论》）

茯苓9克　　　　　芍药9克　　　　　白术6克
生姜9克　　　　　附子9克

苓桂术甘汤（《伤寒杂病论》）

茯苓12克　　　　　桂枝9克　　　　　白术6克
炙甘草6克

第八节 虚 劳

◎ 思维导图

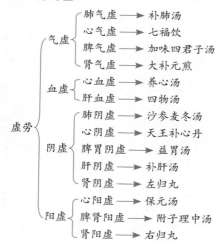

虚劳
- 气虚
  - 肺气虚 —→ 补肺汤
  - 心气虚 —→ 七福饮
  - 脾气虚 —→ 加味四君子汤
  - 肾气虚 —→ 大补元煎
- 血虚
  - 心血虚 —→ 养心汤
  - 肝血虚 —→ 四物汤
- 阴虚
  - 肺阴虚 —→ 沙参麦冬汤
  - 心阴虚 —→ 天王补心丹
  - 脾胃阴虚 —→ 益胃汤
  - 肝阴虚 —→ 补肝汤
  - 肾阴虚 —→ 左归丸
- 阳虚
  - 心阳虚 —→ 保元汤
  - 脾肾阳虚 —→ 附子理中汤
  - 肾阳虚 —→ 右归丸

◎ 方证总览

方证串联 歌诀记忆	气虚：四君子有脾气，不费气，大步身型
	血虚：养心血，不赶四五
	阴虚：神作亦菲为，飞沙卖天王心
	阳虚：神游报信审批附中
联想	气虚：四君子都是有脾气的人，说话一点都不费 气，走路大步，身型魁梧
	血虚：养心血不必赶在星期四、星期五
	阴虚：神作是刘亦菲所为的，飞沙走石也坚持卖 天王心

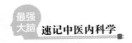

续表

联想	阳虚：神游的时候报信说正在审批附属中学
逐字拆解	四君子——加味四君子汤 脾气——脾气虚 不费气——补肺汤，肺气虚 大步——大补元煎 身型——肾气虚、心气虚 养心血——养心汤，心血虚 不赶——补肝汤 四五——四物汤 神作——肾阴虚，左归丸 亦菲为——益胃汤，肺胃阴虚 飞沙卖——肺阴虚，沙参麦冬汤 天王心——天王补心丹，心阴虚 神游——肾阳虚，右归丸 报信——保元汤，心阳虚 审批附中——脾肾（倒序）阳虚，附子理中汤
方证对应	气虚： 　肺气虚——补肺汤 　心气虚——七福饮 　脾气虚——加味四君子汤 　肾气虚——大补元煎 血虚： 　心血虚——养心汤 　肝血虚——四物汤 阴虚： 　肺阴虚——沙参麦冬汤 　心阴虚——天王补心丹 　脾胃阴虚——益胃汤 　肝阴虚——补肝汤 　肾阴虚——左归丸 阳虚： 　心阳虚——保元汤

续表

方证对应	脾肾阳虚——附子理中汤 肾阳虚——右归丸

◎ 辨证论治

证型		病机	治法	代表方药	方歌
气虚	肺气虚	肺气不足，表虚不固	补益肺气	补肺汤	补肺汤 补肺参芪与熟地，五味紫菀桑白皮；补肺益气且养阴，肺虚喘证病可愈。 加减运用： 紫菀冬花咳痰稀，防风白术感冒易；气短气促味虫草，自汗较多麻根蛎；气阴两虚见潮热，秦艽鳖甲地骨皮。
	心气虚	心气不足，心失所养	益气养心	七福饮	七福饮 五福参归术地甘，熟地随宜任加参；再增酸志名七福，气血俱虚服可安。 加减运用： 黄芪五味自汗多，砂仁茯苓食少思。
	脾气虚	脾失健运，生化乏源	健脾益气	加味四君子汤	加味四君子汤 四君子汤中和义，参术茯苓甘草比；益以芪豆名加味，健脾除湿又益气。

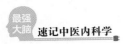

续表

证型		病机	治法	代表方药	方歌
					加减运用： 和胃降逆陈半夏， 气虚及阳桂炮姜； 神曲麦芽与山楂， 消食健胃鸡内安； 中气不足脘腹坠， 补中益气气能还。
	肾气虚	肾气不充，腰督失养，固摄无权	益气补肾	大补元煎	大补元煎 大补元煎景岳方， 山药山萸熟地黄； 参草枸杞归杜仲， 真阴亏耗此方尝。 加减运用： 神疲乏力加黄芪， 脾虚便溏寇故纸； 补肾固摄小便多， 菟丝益智五味子。
血虚	心血虚	心血亏虚，心失所养	养血宁心	养心汤	养心汤 养心汤能养心神， 二茯芎归夏曲寻； 肉桂草参芪五味， 远志酸柏功更纯。 加减运用： 失眠要加夜交藤， 多梦宜合欢皮。
	肝血虚	肝血亏虚，筋脉失养	补血养肝	四物汤	四物汤 四物地芍与归芎， 血家百病此方通； 经带胎产俱可治， 加减运用在胸中。

续表

证型		病机	治法	代表方药	方歌
阴虚					加减运用： 首乌枸杞鸡血藤， 补血养肝血虚盛； 郁金香附丝瓜络， 理气通络胁肋疼； 褚实枸杞决明子， 视物模糊目失真； 血瘀舌紫脉细涩， 大黄䗪虫丸能成。
	肺阴虚	肺阴亏虚，肺失清润	养阴润肺	沙参麦冬汤	沙参麦冬汤 沙参麦冬扁豆桑， 玉竹花粉甘草襄； 肺胃阴虚燥象见， 胃嘈干咳最堪当。 加减运用： 百部冬花治咳嗽， 乌梅五味盗汗收； 咳血白芨仙鹤草， 潮热秦艽地骨功。
	心阴虚	心阴亏耗，心失濡养	滋阴养心	天王补心丹	天王补心丹 补心丹用柏枣仁， 二冬生地当归身； 三参桔梗朱砂味， 远志茯苓共养神。 加减运用： 当归远志偏火热， 牡蛎浮麦盗汗遏； 连通淡竹导心火， 地骨银柴退虚热。

续表

证型	病机	治法	代表方药	方歌
脾胃阴虚	脾胃阴伤，失于濡养	养阴和胃	益胃汤	益胃汤 温病条辨益胃汤， 沙参麦地合成方； 玉竹冰糖同煎服， 温病须虑把津伤。 加减运用： 石斛花粉滋胃阴， 麦芽扁豆益食饮； 柿蒂竹茹降呃逆， 蜂蜜润肠通便灵。
肝阴虚	阴虚阳亢，上扰清空	滋养肝阴	补肝汤	补肝汤 补肝汤中熟地黄， 当归川芎芍药囊； 枣仁木瓜草枣配， 滋阴养肝此方尝。 加减运用： 头痛眩晕石决明， 菊花钩藤刺蒺灵； 丹栀夏枯肝火旺， 杞贞草决视不清。
肾阴虚	肾精不足，失于濡养	滋补肾阴	左归丸	左归丸 左归丸内山药地， 黄肉枸杞与牛膝； 菟丝龟鹿二胶合， 壮水之主方第一。 加减运用： 遗精牡蛎金樱子， 滑泄莲须与芡实； 潮热萸萸鹿角胶， 虚火知柏地骨皮。

续表

证型		病机	治法	代表方药	方歌
阳虚	心阳虚	心阳不振，心气亏虚，运血无力	益气温阳	保元汤	保元汤 保元补益总偏温，桂草参芪四味存；男妇虚劳幼科痘，持纲三气妙难言。 加减运用： 郁金川能活血通，丹参三七定心痛；形寒肢冷附仙茅，巴戟鹿茸灵脾功。
	脾肾阳虚	中阳亏虚，温煦乏力，运化失常	温中健脾	附子理中汤	附子理中汤 理中汤主温中阳，甘草人参术干姜；中寒中湿人虚弱，或加附子总扶阳。 加减运用： 良姜香附丁香黄，温中散寒痛能遏；砂仁陈皮与半夏，和胃降逆腹满呃；故纸薏苡肉豆蔻，温补脾肾寒泄可。
	肾阳虚	肾阳亏虚，失于温煦，固摄无权	温补肾阳	右归丸	右归丸 右归丸中地附桂，山药茱萸枸丝归；杜仲鹿胶枸杞子，益火之源此方魁。 加减运用： 遗精金锁固精丸，五更泄泻四神暖；

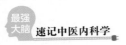

续表

证型	病机	治法	代表方药	方歌
				脾虚下利参白术， 薏苡去之归地换； 茯苓泽泻车前子， 五苓利水消肿满； 蛤蚧五味补骨脂， 肾不纳气用治喘。

补肺汤（《永类钤方》）

人参9克	黄芪24克	熟地黄24克
五味子6克	紫菀9克	桑白皮9克

七福饮（《景岳全书》）

人参6克	熟地黄9克	当归9克
白术5克	炙甘草3克	酸枣仁6克
远志5克		

加味四君子汤（《三因极一病证方论》）

白术9克	炙甘草9克	茯苓9克
人参9克	黄芪9克	白扁豆9克

大补元煎（《景岳全书》）

人参10克	山茱萸3克	山药（炒）6克
杜仲6克	当归6~9克	枸杞子6~9克
熟地黄6~9克	炙甘草3~6克	

养心汤（《仁斋直指方论》）

黄芪15克	白茯苓15克	茯神15克
半夏曲15克	当归15克	川芎15克
远志7.5克	肉桂7.5克	柏子仁7.5克
酸枣仁7.5克	人参7.5克	北五味子7.5克
炙甘草12克	生姜5片	大枣2枚

四物汤（《仙授理伤续断秘方》）

当归9克	川芎6克	白芍9克
熟地黄15克		

沙参麦冬汤（《温病条辨》）

沙参9克	玉竹6克	生扁豆4.5克
麦冬9克	生甘草3克	冬桑叶4.5克
天花粉4.5克		

天王补心丹（《校注妇人良方》）

生地黄12克	当归身9克	天冬9克
麦冬9克	柏子仁9克	酸枣仁9克
五味子5克	人参5克	玄参5克
丹参5克	白茯苓5克	远志5克
桔梗5克	朱砂5克	

益胃汤（《温病条辨》）

沙参9克	麦冬15克	冰糖3克
生地黄15克	玉竹4.5克	

补肝汤（《医学六要》）

当归10克	白芍10克	熟地黄10克
川芎6克	炙甘草6克	木瓜6克
酸枣仁6克		

左归丸（《景岳全书》）

山药12克	枸杞子12克	熟地黄24克
山茱萸12克	川牛膝9克	鹿角胶12克
龟板胶12克	菟丝子12克	

保元汤（《博爱心鉴》）

黄芪9克	人参3克	炙甘草3克
肉桂1.5克		

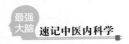

附子理中汤（《奇效良方》）

人参9克	干姜9克	炙甘草4.5克
白术9克	炮附子9克	

右归丸（《景岳全书》）

熟地黄24克	山药12克	山茱萸9克
枸杞子12克	菟丝子12克	鹿角胶12克
杜仲12克	当归9克	炮附子6克
肉桂6克		

第九节 癌 病

◎ **思维导图**

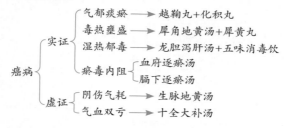

◎ **方证总览**

方证串联歌诀记忆	棋坛阅菊花，毒液犀角黄，时而睹龙舞，玉都隔学府，气血十全补，银器深埋黄土
联想	在棋坛上阅览菊花，毒液把犀角变黄了，时而能够目睹龙在飞舞，玉都就在学府的隔壁，气血亏虚要用十全大补汤，银器深深地埋在黄土里
逐字拆解	棋坛——气郁痰瘀 阅菊花——越鞠丸、化积丸 毒液——毒热壅盛 犀角黄——犀角地黄汤、犀黄丸 时而睹——湿热郁毒 龙舞——龙胆泻肝汤、五味消毒饮 玉都——瘀毒内阻 隔学府——膈下逐瘀汤、血府逐瘀汤 气血——气血亏虚 十全补——十全大补汤

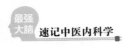

续表

逐字拆解	银器——阴伤气耗 深埋黄土——生脉地黄汤
方证对应	实证： 　气郁痰瘀——越鞠丸合化积丸 　毒热壅盛——犀角地黄汤合犀黄丸 　湿热郁毒——龙胆泻肝汤合五味消毒饮 　瘀毒内阻——血府逐瘀汤或膈下逐瘀汤 虚证： 　阴伤气耗——生脉地黄汤 　气血双亏——十全大补汤

◎ 辨证论治

证型	病机	治法	代表方药	方歌
实证	气郁痰瘀	气机郁滞，痰瘀交阻	行气解郁 化痰祛瘀	越鞠丸合化积丸	越鞠丸 越鞠丸治六般郁， 气血痰火食湿因； 芎苍香附兼栀曲， 气畅郁舒痛闷伸。 化积丸 化积丸中三棱莪， 阿魏香附海浮石； 雄黄槟榔瓦楞子， 苏木灵脂化食积。 加减运用： 郁金元胡石见穿， 活血定痛疼痛安； 破血逐瘀贝半夏， 桃仁山甲鳖虫荡； 三七白及仙鹤草， 呕血黑便止血良。

续表

证型	病机	治法	代表方药	方歌
毒热壅盛	热邪炽盛，热盛酿毒	清热解毒 抗癌散结	犀角地黄汤合犀黄丸	犀角地黄汤 犀角地黄芍药丹， 血热妄行吐衄斑； 蓄血发狂舌质绛， 凉血散瘀病可痊。 犀黄丸 犀黄麝香没乳香， 黄米饭加助药力； 外科跌打血瘀伤， 清热解毒散郁结。 加减运用： 冬凌草与绞股蓝， 肺癌加入蟾皮方； 鼻咽豆根蛇六谷， 喉癌山豆根花黄； 甲状腺合石上柏， 食管代赭旋覆花； 乳腺漏芦与蛇草， 胰腺茵栀湿热降； 肾癌马鞭土茯苓， 肠癌凤尾仙鹤草； 膀胱龙葵与石韦。
湿热郁毒	湿邪化热，湿热蕴毒	清热利湿 泻火解毒	龙胆泻肝汤合五味消毒饮	龙胆泻肝汤 龙胆泻肝栀芩柴， 生地车前泽泻偕； 木通甘草当归合， 肝经湿热力能排。 五味消毒饮 五味消毒疗诸疔， 银花野菊蒲公英； 紫花地丁天葵子， 煎加酒服效非轻。

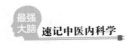
续表

证型	病机	治法	代表方药	方歌
瘀毒内阻	瘀血蕴结，壅遏气机	活血化瘀 理气散结	血府逐瘀汤或膈下逐瘀汤	血府逐瘀汤 血府当归生地桃， 红花甘草壳赤芍； 柴胡川芎桔牛膝， 血化下行不作劳。 膈下逐瘀汤 膈下逐瘀桃牡丹， 红花枳壳草赤芍； 归芎香脂索乌药， 行气活血阻膈消。 加减运用： 发热丹皮与丹参， 胸痛郁金延胡索； 咳血桃仁与红花， 止血三七与鹤草； 血虚血瘀出血重， 茜草藕节加蒲黄； 热盛伤津口干燥， 生地玄参天花粉； 气短乏力又食少， 黄芪党参与白术。
虚证	阴伤气耗	脏腑阴伤，气阴两虚	益气养阴 扶正抗癌	生脉地黄汤	生脉地黄汤 六味地黄丸+生脉散 加减运用： 阴虚明显宜滋阴， 沙参萸肉鳖龟甲； 气虚明显补脾肺， 白术黄芪太子参； 口渴明显养阴津， 芦根知母天花粉；

续表

证型	病机	治法	代表方药	方歌
				咳嗽有痰宜利肺，贝母百部与杏仁；潮热盗汗五心烦，知母加上地骨皮。
气血双亏	久病伤正，气虚血亏	益气养血 扶正抗癌	十全大补汤	十全大补汤 十全大补八珍汤，四君四物气血良；黄芪肉桂合为补，补气养血是此方。 加减运用： 党参白术健脾气，鹤草血炭敛尿血，阿胶首乌鸡血藤，血虚明显用补血；党参白术薏苡仁，纳呆食少开脾胃；五味肉蔻补骨脂，下利清谷腰酸软。

越鞠丸（《丹溪心法》）

苍术6克　　　香附6克　　　川芎6克
神曲6克　　　栀子6克

化积丸（《杂病源流犀烛》）

三棱10克　　　莪术10克　　　阿魏8克
海浮石5克　　　香附15克　　　雄黄5克
槟榔10克　　　苏木10克　　　瓦楞子5克
五灵脂5克

犀角地黄汤（《外台秘要》）

生地黄24克　　　芍药12克　　　牡丹皮9克

犀角（水牛角代）30克

犀黄丸（《外科证治全生集》）

| 牛黄1克 | 乳香30克 | 没药30克 |

麝香4.5克

龙胆泻肝汤（《医方集解》）

龙胆草6克	栀子9克	黄芩9克
泽泻12克	木通9克	车前子9克
当归3克	生地黄9克	柴胡6克

生甘草6克

五味消毒饮（《医宗金鉴》）

| 金银花30克 | 野菊花12克 | 紫背天葵子12克 |
| 蒲公英12克 | 紫花地丁12克 | |

血府逐瘀汤（《医林改错》）

桃仁12克	红花9克	当归9克
生地黄9克	川芎4.5克	赤芍6克
牛膝9克	桔梗4.5克	柴胡3克
枳壳6克	甘草6克	

膈下逐瘀汤（《医林改错》）

五灵脂6克	当归9克	川芎6克
桃仁9克	牡丹皮6克	赤芍6克
乌药6克	延胡索3克	甘草9克
香附4.5克	红花9克	枳壳4.5克

生脉地黄汤（《金匮要略》）

熟地黄15克	山茱萸12克	山药12克
牡丹皮10克	泽泻10克	茯苓10克
红参10克	麦冬15克	五味子10克

十全大补汤（《太平惠民和剂局方》）

| 人参6克 | 肉桂6克 | 川芎6克 |

地黄9克	白术9克	茯苓（焙）9克
炙甘草9克	黄芪9克	白芍9克

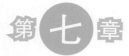

第七章

肢体经络病证

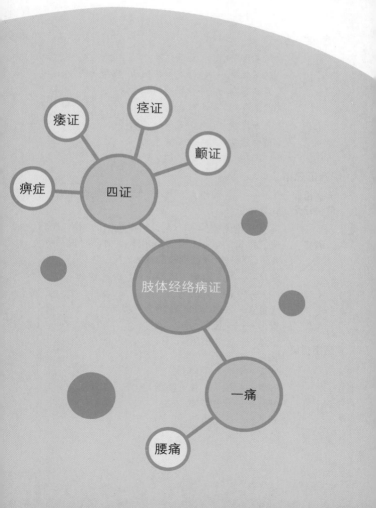

痉证

痿证

颤证

痹症

四证

肢体经络病证

一痛

腰痛

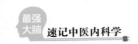
第一节 痹 证

◎ 思维导图

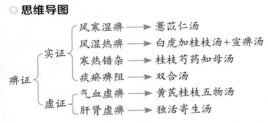

$$
痹证
\begin{cases}
实证
\begin{cases}
风寒湿痹 \longrightarrow 薏苡仁汤 \\
风湿热痹 \longrightarrow 白虎加桂枝汤+宣痹汤 \\
寒热错杂 \longrightarrow 桂枝芍药知母汤 \\
痰瘀痹阻 \longrightarrow 双合汤
\end{cases} \\
虚证
\begin{cases}
气血虚痹 \longrightarrow 黄芪桂枝五物汤 \\
肝肾虚痹 \longrightarrow 独活寄生汤
\end{cases}
\end{cases}
$$

◎ 方证总览

方证串联歌诀记忆	寒热一人,虎龟宣其贵母,谈鱼和气血齐贵,肝肾独活
联想	具有寒热体质的一个人,用虎龟做的喇叭宣布他的尊贵的母亲,谈及鱼和补气血药时说两者齐贵,而补肝肾药则独能救活
逐字拆解	寒热——风寒湿痹、风湿热痹、寒热错杂 一人——薏苡仁汤 虎龟宣——白虎加桂枝汤合宣痹汤 贵母——桂枝芍药知母汤 谈鱼——痰瘀痹阻 和——双合汤 气血——气血虚痹 齐贵——黄芪桂枝五物汤 肝肾——肝肾虚痹 独活——独活寄生汤

续表

方证对应	实证: 　风寒湿痹——薏苡仁汤 　风湿热痹——白虎加桂枝汤合宣痹汤 　寒热错杂——桂枝芍药知母汤 　痰瘀痹阻——双合汤 虚证: 　气血虚痹——黄芪桂枝五物汤 　肝肾虚痹——独活寄生汤

◎ 辨证论治

证型	病机	治法	代表方药	方歌
实证	风寒湿痹	风寒湿邪留滞经络,气血闭阻不通	祛风散寒 除湿通络	薏苡仁汤	*薏苡仁汤* 薏苡仁汤麻桂芎, 二活防风川乌苍; 生姜甘草当归用, 风行寒散湿亦除。 *加减运用:* 风邪偏盛防秦艽, 寒甚麻黄细附乌; 湿重防己木茯皮, 颈项上肢葛根姜; 下肢痛者木牛膝, 肌肤麻木苍风藤。
	风湿热痹	风湿热邪壅滞经脉,气血闭阻不通	清热通络 祛风除湿	白虎加桂枝汤合宣痹汤	*白虎加桂枝汤* 白虎原汤论已详, 桂加三两另名方; 无寒但热为温疟, 骨节烦疼呕又妨。 *宣痹汤* 宣痹汤治湿热痹, 滑杏苡仁夏防己;

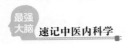

续表

证型	病机	治法	代表方药	方歌
				蚕沙栀子加连翘，利湿清热有豆皮。 *加减运用：* 地龙秦桑风热盛，发热咽痛薄桔荸； 湿热土茯草豨莶，口渴马勃天花粉； 皮肤红斑清凉血，牛角丹皮赤生地； 邪热化火红肿痛，去桂加栀黄芩芦。
寒热错杂	寒郁化热，或经络蓄热，客寒外侵，闭阻经脉	温经散寒 清热除湿	桂枝芍药知母汤	*桂枝芍药知母汤* 脚肿身羸欲吐形，芍三姜五是前型；知防术桂均须四，附子麻甘二两停。 *加减运用：* 寒重热轻温通络，川乌仙灵威灵仙；热重寒轻清通络，石膏络藤豨莶草。
痰瘀痹阻	痰瘀互结，留滞肌肤，闭阻经脉	化痰行瘀 蠲痹通络	双合汤	*双合汤* 双合桃仁红花归，川芎地黄白芍姜；陈皮半夏沥草苓，化痰行瘀合白芥。 *加减运用：* 皮下结节南星僵，瘀血术术鳖虫七；痰瘀交结白花蛇，全蝎蜈蚣剔通络；

续表

证型		病机	治法	代表方药	方歌
					化热地龙胆星蛭，痛甚乳香没延胡；屈伸不利舒筋络，木瓜油松祛风湿。
虚证	气血虚痹	风寒湿邪久留经络，气血亏虚，经脉失养	益气养血 和营通络	黄芪桂枝五物汤	黄芪桂枝五物汤 血痹如风体不仁，桂枝三两芍芪均；枣枚十二生姜六，须令阳通效自神。 加减运用： 血虚明显生熟地，阴虚玄参斛茉黄；寒象附子温散寒，便溏化湿白苍茯；瘀血桃仁红花加，肢体麻木路路苏。
	肝肾虚痹	肝肾不足，筋脉失于濡养、温煦	培补肝肾 通络止痛	独活寄生汤	独活寄生汤 独活寄生尤防辛，芎归地芍桂苓均；杜仲牛膝人参草，冷风顽痹屈能伸。 加减运用： 肾虚黄精续狗脊，阴亏生地首桑杞；阳虚肢冷鹿角附，仙灵巴戟肉苁蓉；骨节疼痛千年健，石楠骨碎补通络。

薏苡仁汤（《类证治裁》）

薏苡仁30克　　　防风10克　　　　羌活10克

当归10克	生姜10克	苍术10克
独活10克	甘草6克	川芎7克
川乌6克	麻黄6克	桂枝10克

白虎加桂枝汤（《金匮要略》）

| 知母18克 | 炙甘草6克 | 石膏50克 |
| 粳米6克 | 桂枝9克 | |

宣痹汤（《温病条辨》）

防己15克	杏仁15克	滑石15克
连翘9克	栀子9克	薏苡仁15克
半夏9克	晚蚕沙9克	赤小豆皮9克

桂枝芍药知母汤（《金匮要略》）

桂枝25克	芍药18.5克	甘草12.5克
麻黄12.5克	生姜12.5克	白术30克
知母25克	防风25克	附子12.5克

双合汤（《万病回春》）

当归5克	川芎5克	白芍5克
生地黄5克	陈皮5克	半夏5克
茯苓5克	桃仁4克	红花1.5克
白芥子5克	甘草1.5克	生姜3片

黄芪桂枝五物汤（《金匮要略》）

| 黄芪9克 | 芍药9克 | 桂枝18克 |
| 生姜18克 | 大枣4枚 | |

独活寄生汤（《备急千金要方》）

独活9克	桑寄生6克	杜仲6克
牛膝6克	细辛6克	秦艽6克
茯苓6克	肉桂心6克	防风6克
川芎6克	人参6克	甘草6克
当归6克	芍药6克	干地黄6克

第二节 痿 证

◎ **思维导图**

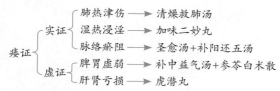

◎ **方证总览**

方证串联歌诀记忆	肥仔热请救，水湿浸着妙，买鱼与羊还家，披身白衣敢损老虎
联想	肥仔极热，请求救助，用水湿浸润着就很妙，完了之后买鱼与羊把家还，披着一身白色衣裳竟敢损害老虎
逐字拆解	肥仔热——肺热津伤 请救——清燥救肺汤 水湿浸着妙——湿热浸淫，加味二妙丸 买鱼——脉络瘀阻 与羊还家——圣愈汤、补阳还五汤 披——脾胃虚弱 身白衣——参苓白术散、补中益气汤 敢损——肝肾亏损 虎——虎潜丸

方证对应	实证：
	    肺热津伤——清燥救肺汤
	    湿热浸淫——加味二妙丸
	    脉络瘀阻——圣愈汤合补阳还五汤

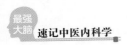
续表

方证对应	虚证： 脾胃虚弱——补中益气汤合参苓白术散 肝肾亏损——虎潜丸

◎ 辨证论治

证型		病机	治法	代表方药	方歌
实证	肺热津伤	肺燥伤津，五脏失润，筋脉失养	清热润燥 养阴生津	清燥救肺汤	清燥救肺汤 清燥救肺参草杷， 石膏胶杏麦胡麻； 经霜收下冬桑叶， 清燥润肺效可夸。 加减运用： 身热石膏银连翘， 痰多瓜蒌白皮贝； 咽干玄参天花芦， 食欲减退益胃汤。
	湿热浸淫	湿热浸渍，壅遏经脉，营卫受阻	清热利湿 通利经脉	加味二妙丸	加味二妙丸 犀烛加味二妙丸， 防己萆薢和龟板； 当归苍柏川牛膝， 利湿通络治痿躄。 加减运用： 湿盛厚朴茯枳陈， 夏令藿香佩兰加； 热甚尿赤涩热痛， 忍冬连翘蒲公英； 湿热伤阴脉细数， 去苍重龟加玄地； 瘀血阻滞顽痹痛， 丹参鸡血赤桃红。

续表

证型		病机	治法	代表方药	方歌
	脉络瘀阻	气虚血瘀，阻滞经络，筋脉失养	益气养营 活血行瘀	圣愈汤合补阳还五汤	圣愈汤 东垣方中有圣愈，四物汤内加参芪；气虚血弱均能补，经期量多总能医。 补阳还五汤 补阳还五赤芍芎，归尾通经佐地龙；四两黄芪为主药，血中瘀滞用桃红。 加减运用： 手足麻木木瓜苡，痿软桑寄补骨杜；形体消瘦瘀久留，大黄䗪虫以缓图。
虚证	脾胃虚弱	脾虚不健，生化乏源，气血亏虚，筋脉失养	补中益气 健脾升清	补中益气汤合参苓白术散	补中益气汤 补中益气芪术陈，升柴参草当归身；虚劳内伤功独擅，亦治阳虚外感因。 参苓白术散 参苓白术扁豆跟，山药甘莲砂薏仁；桔梗上浮兼保肺，枣汤调服益脾神。 加减运用： 食积不运当健脾，麦芽山楂神曲佐；气血甚西洋胶，血瘀丹参芎牛膝；肥人脾虚痰湿盛，可用六君子加减。

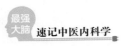
续表

证型	病机	治法	代表方药	方歌
肝肾亏损	肝肾亏虚，阴精不足，筋脉失养	补益肝肾 滋阴清热	虎潜丸	*虎潜丸* 虎潜足痿是妙方，虎骨陈皮并锁阳；龟板干姜知母芍，再加柏地作丸尝。 *加减运用：* 阴损及阳甚过凉，去柏知母加羊藿；鹿角紫河附肉桂，或用加味四斤丸；杜续补骨壮腰肾，热甚去锁或六味；遗精覆盆螵金樱，萎黄芪参首龙归。

清燥救肺汤（《医门法律》）

桑叶9克	石膏8克	甘草3克
人参2克	胡麻仁3克	真阿胶3克
麦冬4克	杏仁2克	枇杷叶3克

加味二妙丸（《杂病源流犀烛》）

苍术160克	黄柏80克	川牛膝40克
当归尾40克	草薢40克	防己40克
龟板40克		

圣愈汤（《医宗金鉴》）

熟地黄20克	白芍15克	川芎8克
人参15克	当归15克	黄芪15克

补阳还五汤（《医林改错》）

黄芪120克	当归尾6克	赤芍4.5克

地龙3克	川芎3克	红花3克
桃仁3克		

补中益气汤（《脾胃论》）

黄芪18克	炙甘草9克	人参9克
当归身3克	陈皮6克	升麻6克
柴胡6克	白术9克	

参苓白术散（《太平惠民和剂局方》）

莲子肉9克	薏苡仁9克	砂仁6克
桔梗6克	白扁豆12克	白茯苓15克
人参15克	甘草10克	白术15克
山药15克	大枣3枚	

虎潜丸（《丹溪心法》）

黄柏250克	龟板120克	知母60克
熟地黄60克	陈皮60克	白芍60克
锁阳45克	干姜15克	虎骨（狗骨代）30克

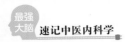

第三节 颤 证

◎ 思维导图

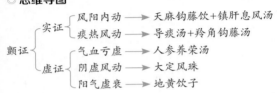

颤证
- 实证
  - 风阳内动 ——→ 天麻钩藤饮+镇肝息风汤
  - 痰热风动 ——→ 导痰汤+羚角钩藤汤
- 虚证
  - 气血亏虚 ——→ 人参养荣汤
  - 阴虚风动 ——→ 大定风珠
  - 阳气虚衰 ——→ 地黄饮子

◎ 方证总览

方证串联歌诀记忆	疯杨妈和干媳妇，谈到脚疼，补气血用人参，补阴阳大铢银子
联想	疯了的杨妈妈和她的干媳妇，谈话到脚都站疼了，谈论的是关于补气血的药物用人参，而补阴阳则要用大铢银子才行
逐字拆解	疯杨妈和干媳妇——风阳内动，天麻钩藤饮合镇肝息风汤 谈到脚疼——痰热风动，导痰汤、羚角钩藤汤 气血——气血亏虚 人参——人参养荣汤 阴——阴虚风动 阳——阳气虚衰 大铢——大定风珠 银子——地黄饮子
方证对应	实证： 　风阳内动——天麻钩藤饮合镇肝息风汤 　痰热风动——导痰汤合羚角钩藤汤 虚证： 　气血亏虚——人参养荣汤

续表

方证对应	阴虚风动——大定风珠
	阳气虚衰——地黄饮子

◎ 辨证论治

证型		病机	治法	代表方药	方歌
实证	风阳内动	肝郁阳亢，化火生风，扰动筋脉	镇肝息风 舒筋止颤	天麻钩藤饮合镇肝息风汤	天麻钩藤饮 天麻钩藤石决明，杜仲牛膝桑寄生；栀子黄芩益母草，茯神夜交安神宁。 镇肝息风汤 镇肝息风芍天冬，玄参牡蛎赭茵供；麦龟膝草龙川楝，肝风内动有奇功。 加减运用： 肝火偏盛龙胆枯，痰多竹沥天兰黄；肾阴不足虚火扰，知母黄柏牡丹皮；烦躁失眠琥珀磁，颤动不止全蝎僵。
	痰热风动	痰热内蕴，热极生风，筋脉失约	清热化痰 平肝息风	导痰汤合羚角钩藤汤	导痰汤 二陈去梅加枳星，方名导痰消积饮；胸膈痞塞肋胀满，坐卧不安服之宁。 羚角钩藤汤 俞氏羚角钩藤汤，桑菊茯神鲜地黄；

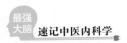

续表

证型	病机	治法	代表方药	方歌
				贝草竹茹同芍药， 肝风内动急煎尝。 加减运用： 痰湿天兰白芥皂， 颤重珍珠石决明； 心烦易怒郁金佛， 脘痞厚朴瓜蒌皮； 肌肤麻木地龙蝎， 神识呆滞石菖蒲。
虚证				
	气血亏虚	气血两虚，筋脉失养，虚风内动	益气养血 濡养筋脉	人参养荣汤	*人参养荣汤* 人参养荣即十全， 除却川芎五味联； 陈皮远志加姜枣， 脾肺气血补方先。 加减运用： 气虚无力痰湿聚， 半夏白芥胆南星； 血虚失养柏枣仁， 食少纳呆三仙砂； 气虚血滞痛麻木， 鸡血丹参桃红花。
	阴虚风动	肝肾阴虚，筋脉失养，虚风内动	滋补肝肾 育阴息风	大定风珠	*大定风珠* 大定风珠鸡子黄， 再合加减复脉汤； 三甲并同五味子， 滋阴息风是妙方。 加减运用： 阴虚火旺热失眠， 黄柏知母丹皮玄； 麻木强直重芍甘， 木瓜僵蚕与地龙；

续表

证型	病机	治法	代表方药	方歌
				神呆痴傻石菖蒲， 善忘远志益智茯。
阳气虚衰	阳气虚衰，温煦失职，筋脉不用	补肾助阳　温煦筋脉	地黄饮子	地黄饮子 地黄饮子山茱斛， 麦味菖蒲远志茯； 苁蓉桂附巴戟天， 少入薄荷姜枣服。 加减运用： 便溏干姜肉豆蔻， 心悸远志柏子仁； 神疲乏力黄精芪， 小便自遗益智蛸。

天麻钩藤饮（《中医内科杂病证治新义》）

天麻9克	钩藤12克	石决明18克
栀子9克	黄芩9克	川牛膝12克
杜仲9克	益母草9克	夜交藤9克
桑寄生9克	朱茯神9克	

镇肝息风汤（《医学衷中参西录》）

怀牛膝30克	生赭石30克	生龙骨15克
生牡蛎15克	生龟板15克	生杭白芍15克
玄参1.5克	天冬15克	川楝子6克
生麦芽6克	茵陈6克	甘草4.5克

导痰汤（《校注妇人良方》）

制半夏6克	橘红3克	茯苓3克
枳实3克	胆南星3克	甘草1.5克

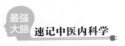

羚角钩藤汤 (《通俗伤寒论》)

羚角片4.5克	双钩藤9克	霜桑叶6克
菊花9克	生地黄15克	生白芍9克
川贝母12克	淡竹茹15克	茯神木9克
生甘草3克		

人参养荣汤 (《太平惠民和剂局方》)

人参6克	白术9克	茯苓9克
甘草3克	陈皮6克	黄芪12克
当归9克	白芍9克	熟地黄12克
五味子5克	肉桂3克	远志3克
生姜3片	大枣5枚	

大定风珠 (《温病条辨》)

生白芍18克	阿胶9克	生龟板12克
干地黄18克	火麻仁6克	五味子6克
生牡蛎12克	麦冬18克	炙甘草12克
鸡子黄2个	鳖甲12克	

地黄饮子 (《黄帝素问宣明论方》)

熟地黄18克	巴戟天9克	山茱萸9克
石斛9克	肉苁蓉9克	炮附子6克
五味子6克	肉桂6克	白茯苓6克
麦冬6克	石菖蒲6克	远志6克
生姜5片	大枣1枚	薄荷2克

第四节　痉　证

◎ **思维导图**

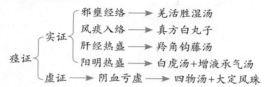

◎ **方证总览**

方证串联 歌诀记忆	四风白丸子抢增城白虎羚羊
联想	四风白丸子（人设为日本武士）抢增城（广州行政区）白虎和羚羊
逐字拆解	四风——四物汤、大定风珠 白丸子——真方白丸子 抢——羌活胜湿汤 增城白虎——增液承气汤、白虎汤 羚羊——羚角钩藤汤
方证对应	实证： 　邪壅经络——羌活胜湿汤 　风痰入络——真方白丸子 　肝经热盛——羚角钩藤汤 　阳明热盛——白虎汤合增液承气汤 虚证： 　阴血亏虚——四物汤合大定风珠

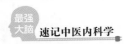

◎ 辨证论治

证型	病机	治法	代表方药	方歌
实证	邪壅经络	风寒湿邪侵于肌表，壅滞经络	祛风散寒 燥湿和营	羌活胜湿汤	羌活胜湿汤 羌活胜湿独防风，蔓荆藁本草川芎；祛风胜湿止痛良，善治周身风湿痛。 加减运用： 寒甚葛根麻桂姜，解肌止痉芍甘枣；风盛柔痉应养营，宜服瓜蒌桂枝汤。
	风痰入络	络脉空虚，风痰乘虚而入，气血闭阻，筋脉失养	通络止痉 祛风化痰	真方白丸子	真方白丸子 真方白丸天南星，半夏天麻白附子；川乌全蝎与木香，祛风化痰和枳壳。 加减运用： 言语不利白芥远，胸闷丹参郁金理；化热瓜蒌黄芩茹，痰浊竹沥姜汁冲。
	肝经热盛	邪热炽盛，动风伤津，筋脉失和	清肝潜阳 息风镇痉	羚角钩藤汤	羚角钩藤汤 俞氏羚角钩藤汤，桑菊茯神鲜地黄；贝草竹茹同芍药，肝风内动急煎尝。 加减运用： 口苦龙胆栀黄芩，高热石膏寒水石；口渴花粉麦冬滋，蜈蚣僵蚕蝉衣息。

续表

证型	病机	治法	代表方药	方歌
阳明热盛	阳明胃热亢盛，腑气不通，热盛伤津，筋脉失养	清泄胃热　增液止痉	白虎汤合增液承气汤	白虎汤 阳明白虎辨非难，难在阳邪背恶寒；知六膏斤甘二两，米加六合服之安。 增液承气汤 增液承气玄地冬，更加硝黄力量雄；温病阴亏实热结，养阴泻热肠道通。 加减运用： 伤津白虎人参汤，抽搐天麻地龙蝎；烦躁竹叶栀黄芩，热甚牛角生丹芍。
虚证　阴血亏虚	失血伤津，阴血亏耗，筋脉失养	滋阴养血　息风止痉	四物汤合大定风珠	四物汤 四物地芍与归芎，血家百病此方通；经带胎产俱可治，加减运用在胸中。 大定风珠 大定风珠鸡子黄，再合加减复脉汤；三甲并同五味子，滋阴息风是妙方。 加减运用： 虚热白薇蒿连竹，卫外不固芪小麦；抽动失眠夜不安，栀子夜交枣龙蛎；

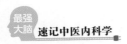

续表

证型	病机	治法	代表方药	方歌
				久病阴伤瘀阻络，芪丹鸡血芎赤芍；汗多欲脱参麦味，虚风内动龟鳖芍。

羌活胜湿汤（《脾胃论》）

羌活6克　　　　独活6克　　　　藁本3克

防风3克　　　　炙甘草3克　　　蔓荆子2克

川芎1.5克

真方白丸子（《瑞竹堂方》）

白附子6克　　　天南星3克　　　天麻6克

川乌头3克　　　全蝎3克　　　　木香6克

枳壳3克　　　　半夏6克

羚角钩藤汤（《通俗伤寒论》）

羚角片4.5克　　双钩藤9克　　　霜桑叶6克

菊花9克　　　　生地黄15克　　　生白芍9克

川贝母12克　　淡竹茹15克　　　茯神木9克

生甘草3克

白虎汤（《伤寒论》）

石膏50克　　　知母18克　　　　炙甘草6克

粳米9克

增液承气汤（《温病条辨》）

玄参30克　　　麦冬24克　　　　细生地黄24克

大黄9克　　　　芒硝4.5克

四物汤（《仙授理方续断秘方》）

白芍9克　　　　川当归9克　　　熟地黄12克

川芎6克

大定风珠（《温病条辨》）

生白芍18克	阿胶9克	生龟板12克
干地黄18克	火麻仁6克	五味子6克
生牡蛎12克	麦冬18克	炙甘草12克
鸡子黄2个	鳖甲12克	

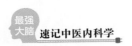
第五节　腰　痛

◎ 思维导图

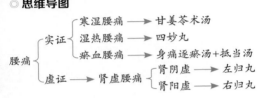

◎ 方证总览

方证串联 歌诀记忆	余邪身痛拿盾挡寒与热，实则拎四秒，虚则左右玩
联想	余邪（人名）因身体疼痛，拿起盾牌挡住寒湿、湿热，实证拎起盾牌四秒就行，肾虚证左右两边玩一下就行
逐字拆解	余邪——瘀血 身痛——身痛逐瘀汤 挡——抵当汤 拎——甘姜苓术汤 四秒——四妙丸 左右玩——左归丸、右归丸
方证对应	实证： 　寒湿腰痛——甘姜苓术汤 　湿热腰痛——四妙丸 　瘀血腰痛——身痛逐瘀汤合抵当汤 虚证： 　肾虚腰痛——肾阴虚用左归丸，肾阳虚用右归丸

◎ **辨证论治**

证型		病机	治法	代表方药	方歌
实证	寒湿腰痛	寒湿留着，闭阻经脉	散寒祛湿 温经通络	甘姜苓术汤	甘姜苓术汤 腰冷溶溶坐水泉， 腹中如带五千钱， 术甘二两姜苓四， 寒湿同驱岂偶然。 加减运用： 寒甚附子川草乌， 湿盛防己五加苓； 风湿相合痛引肩， 防风独活秦艽加。
	湿热腰痛	湿热壅阻，经脉不畅	清热利湿 舒筋通络	四妙丸	四妙丸 苍术黄柏为二妙， 再添牛膝为三妙； 若云四妙薏苡添， 清热化湿功效全。 加减运用： 小便热赤且量少， 泽泻木通茅车前； 湿热耗阴舌质红， 生地女贞旱莲母。
	瘀血腰痛	瘀血阻滞经脉，气血不通	活血化瘀 理气通络	身痛逐瘀汤合抵当汤	身痛逐瘀汤 身痛逐瘀归川芎， 桃仁红花五灵脂， 没药香附与牛膝， 秦艽羌活地龙齐。 抵当汤 抵当汤中用大黄， 虻虫桃蛭力最强； 少腹硬满小便利， 攻瘀逐热治发狂。

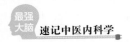

续表

证型		病机	治法	代表方药	方歌
					加减运用： 风湿独活秦艽加， 腰痛引胁郁金柴； 尿血茅根大小蓟， 并吞三七与琥珀； 闪扭挫伤延胡乳， 病久杜仲断桑寄。
虚证	肾虚腰痛	肾精不足，腰脊失养	补肾益精	肾阴虚者，用左归丸 肾阳虚者，用右归丸	左归丸 左归丸内山药地， 黄肉枸杞与牛膝； 菟丝龟鹿二胶合， 壮水之主方第一。 右归丸 右归丸中地附桂， 山药茱萸菟丝归； 杜仲鹿胶枸杞子， 益火之源此方魁。 加减运用： 偏于阳虚养肾阳， 附桂鹿角补骨戟； 偏于阴虚滋肾阴， 龟板生地女贞子； 虚火口苦柏知母， 壮腰止痛青娥丸； 脾虚补肾兼健脾， 党参黄芪升麻术。

甘姜苓术汤（《金匮要略》）

甘草6克　　　　　干姜12克　　　　　茯苓12克

白术6克

四妙丸（《成方便读》）

黄柏240克　　　苍术240克　　　牛膝240克
薏苡仁240克

身痛逐瘀汤（《医林改错》）

秦艽3克　　　　川芎6克　　　　桃仁9克
红花9克　　　　甘草6克　　　　羌活3克
没药6克　　　　当归9克　　　　五灵脂6克
香附3克　　　　牛膝9克　　　　地龙6克

抵当汤（《伤寒论》）

水蛭4克　　　　虻虫4克　　　　桃仁6克
大黄9克

左归丸（《景岳全书》）

山药12克　　　　枸杞子12克　　　熟地黄24克
山茱萸12克　　　川牛膝9克　　　鹿角胶12克
龟板胶12克　　　菟丝子12克

右归丸（《景岳全书》）

熟地黄24克　　　山药12克　　　　山茱萸9克
枸杞子12克　　　菟丝子12克　　　鹿角胶12克
杜仲12克　　　　当归9克　　　　炮附子6克
肉桂6克